看護師専用

お悩み外来

宮子あずさ

医学書院

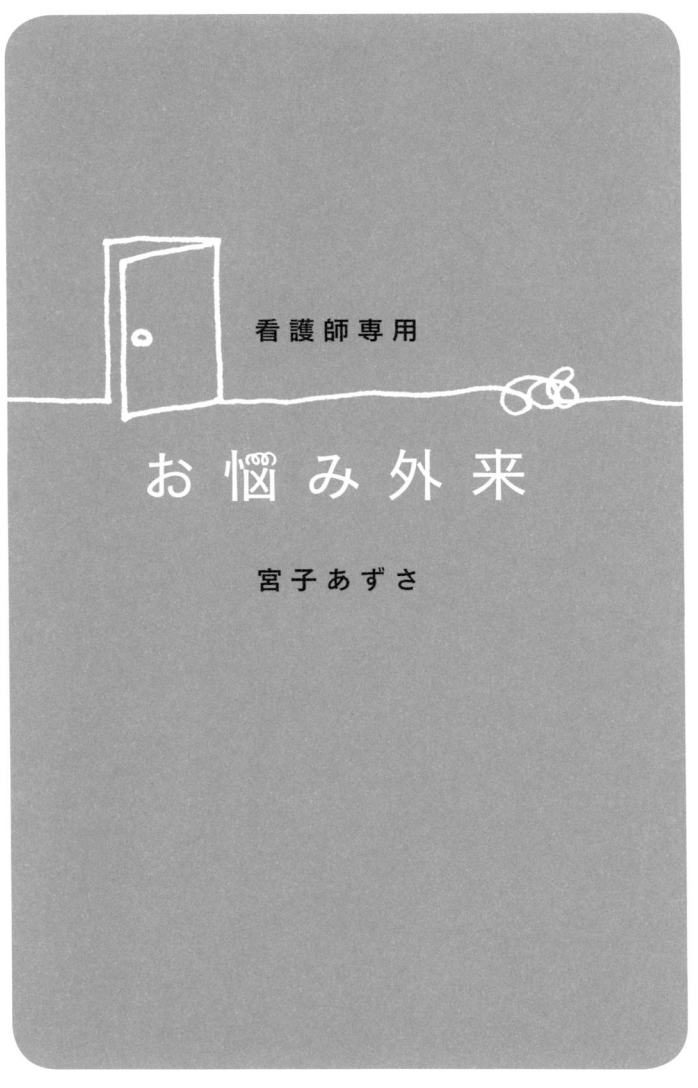

まえがき

「お悩み」は自分を知る窓

この本は、『看護学雑誌』二〇〇六年一月号から二〇〇七年十二月号まで、二年にわたった連載を整理したものです。連載時のタイトルは「宮子あずさのお悩み外来——悩めることも才能だ！」。開始前に、あらかじめ編集部に寄せていただいたお悩みのなかから、私が答えたいと思ったお悩みを選び、毎号回答していきました。

文脈は違っても類似するお悩みについてはまとめ、お悩みの文章を編集したものもあります。もしお悩みを寄せてくださった方が、「似て非なるお悩みになっている」とお感じになったなら、それはそうしたいきさつで加工したからだと思います。その結果、もし意を汲まない形になっていたら、申し訳ありません。今回一冊にまとまったところで全体を眺めていただき、何か参考になることがあればと祈っています。

お悩みの当事者には申し訳ない話かもしれませんが、この原稿を書くのは、私にとって、とても楽しい時間でした。私自身の悩みまでが、整理される感覚があったから。二年間の連載を終えて、今回全部を読み返したときに、その理由がわかりました。私が選んだお悩みは、すべて私自身も一度は悩んだお悩みだったんですね。そしてその悩みは、いったん解決したと思っても、また時と場所を変えて蘇ってくる……。その悩みへの回答を文章化する作業は、私にとっても貴重な作業だったのです。

私の回答が最善かどうかはわかりません。受け入れていただくもよし、異を唱えるもよし。どれも看護師ならではの、悩みがいのあるお悩みがそろっています。看護師のお悩みの難しいところは、同業者同士でないとなぜそれを悩むか理解されがたいところでしょう。ほかのサービス業であれば、「そんなのは当たり前じゃん」と割り切ってしまうだろうことに、看護師はけっこういじいじ悩みます。たとえば、患者さんを心から好きになれない、みたいなことですよ。これに対して元スチュワーデスのおねえさんから「口の端っこが持ち上がるように、ニコッと笑いましょう」などとアドバイスをされても、「けっ！」と思いませんか？

つまり、お悩みの本質は、それがお悩みになる思考や感情のありようにこそ、存在しているのです。お悩みは自分を知る窓だと思います。そこがわかったところで、解決策が見いだせる場合もあれば、見いだせない場合もある。でも多くの場合、解決策がなくとも、お悩みの本質がわかっただけで、安心できるのではないでしょうか。

この本を眺めて、悩むことの価値を再発見していただければ幸いです。

contents

ブックデザイン●遠藤陽一＋国友幸子
（デザインワークショップジン）

どうぞ
お入りください

お悩み

1

ナースは「遊び人」？ それとも「白衣の天使」？

仕事に関係ないのですが、**看護職は「遊び人」**のように思われるのがちょっとした悩みです。大学病院で看護師をしているというと、「**お金持ち**」と思われてしまうのです。たしかに、夜勤手当もあり、お給料は同じ年齢の女性よりは高いかもしれません。その分、**海外旅行や国内旅行、車やブランド品を買ったり**と、それなりに贅沢をしています。それが派手に見えるのでしょう。お酒をよく飲むことも、遊び人という印象につながるようです。でもそれは、看護師という、**責任の伴うストレスの強い職業**だからこそ。**自分の稼いだお金は好きに使ってかまわないはずなのに**、このごろは気分よくお金を使えなくなってしまいました。

（29歳・女性・外来）

みなさんのお悩みにコメントさせていただく宮子です。看護の現場で浮かぶ疑問には、たいていの場合、完全無欠の正解はありません。それを求めるがゆえにつらくなり、求めすぎないことが肝心なんだ、と気づく場合もしばしばです。しかし、たとえ同じパターンが繰り返されるとしても、一つひとつの悩みをしっかり考えたという経過が、財産になると思います。

私のコメントはあくまでも私個人の考えにすぎません。それを足がかりに、また話が膨らんでいくことが、私の願いです。私は私で、みなさんと一緒にこの場で考えた体験を、職場で生かしていくつもりです。どうぞよろしくおつきあいくださいませ。

さて今回のお悩みに入りましょう。このお悩みには二つの問題が隠されていると、私は思いました。一つは、看護職のイメージにまつわる大局的な問題。そしてもう一つは、楽しくお金が使えないという、きわめて個人的な問題です。そしてどちらが重要な問題かといえば、私は後者のほうだと思うのです。というわけで、後者についてまず考えてみましょう。

私が今所属している緩和ケア病棟には、時に大変な金満家が入院なさいます。そして、緩和ケア病棟独自の事情として、「自分の人生が残り少ないと確実に知っている」という点があり、多くの方がお金の問題も含めて、人生のまとめに入っていらっしゃるわけです。

多くの方は、その手持ちの多い少ないによらず、それを分配するほうに気持ちが移るように見えます。が、その時期になっても、とにかく資産を増やす。これに注力し続ける人もいる。身体が衰弱していくなかでも、通帳を眺め、残高を見ては帳簿をつけ……という患者さんを見ていると、正直、鬼気迫るものを感じます。

遠慮せず、消費を楽しめばよいのです

こうした患者さんを見るうち私は、ある発見をしました。お金が人生に占める割合は人によって違う。そして、その占める割合が高い人のなかでも、「お金が好き」な人と「お金を使うのが好き（＝消費が好き）」な人に分かれるのだ、ということです。

あなたは、ご質問から察するに、楽しく暮らすことにそれなりのお金を要する女性のようですね。そして、おそらくは「お金が好き」ではなく、「消費が好き」。ストレスがどうのと言い訳は無用です。それを使って楽しく暮らしているかぎりは、誰に遠慮することもないのではないでしょうか。

実際私も、お金を使うのはひどく好きなほうです。一方で凝り性のオタクなので、うんちくを仕入れつつ買い物をします。一つのことに凝るとそれは大変なものです。服はケンゾーと決めて以来、この十五年以上ほとんどそれしか買わないし、バッグは一時エルメスに凝って集めたし。腕時計もたくさんあり、最近は宝石に夢中。万年筆なんかも好きですよ。それでも借金することなく何とかやっているのは、自分なりの「枠」を決めているからでしょうか。

その「枠」とは、それぞれのブランドで、買う店舗は一つだけ。他の店舗に欲しいものがあっても、それは縁がないものだから買いません。また、使わないものは買わない。消費が嗜癖（いわゆる買い物依存）になっている人は、買ったものを使わないとか。ひどい場合は箱から出さないとも聞きます。

これは価値観の問題ですが、私は死ぬ間際に通帳の残高を見るより、宝石箱の宝石を眺めたい！　こんな私ですので、消費が好きなあなたには、ぜひとも健全な消費を楽しみ続けることに、注力していただきたい。そんな思いから、「枠」の話までついつい書いてしまいました。

最後には〝イメージ〟なんかに意味はない。

▼〝ナースのイメージ〟とあなた自身には何の関係もありません！

そしてもう一つの大局的な問題のほうですが、これについても、別に問題はないのでは？　あなたは「お金持ちに見られる」ことを恥ずかしがっておられますが、それ自体が、「清貧」にこだわった、クラシックな考え方だと思います。

考えようによっては、看護師がお金持ちと思われるのは素晴らしい変化にちがいありません。だって、重い責任を担って、時に患者さんから罵倒されつつ働いているんだから、十分な見返りをもらわなくては悲しいでしょう？　そうした見返りが受けられるようになってきているなら、それがなぜ悪いのでしょう。

……などと威勢のいいことを言いましたが、実は私も看護師として、「清貧」「奉仕」というイメージから完全に自由になってはいないのです。ですから、あなたの後ろめたくて言い訳したくなる気持ちもわかる。でも、それはいらぬ心配です。一方、患者さんのなかにもナースは奉仕して当たり前という考えから、傍若無人な態度をとる人もいます。こうした人間関係を大切にできない人は、患者さんであっても哀れです。時に心の中で「フン」と鼻で笑っても可。患者さんの言うことがいつも正しいとは絶対にかぎらないのです。

ところで、看護師同士で話していると、とことん暗くなる「看護師のイメージ」ネタ。でも、実際のところ、経済的にも安定した資格職として、非常にイメージは上がっている気もするんですよ。バブルのときにあれだけ持ち上げられていた〝スチュワーデス〟が、人気商売から転落し、今は看護師になりたい人のほうが多いくらい。結局のところ、「社会的地位」や「社会的イメージ」なんて、移り変わりやすいものなんです。

もっと言えば、もともと看護師は、聖女とポルノチックなイメージが入り乱れる、制服商売。〝スチュワーデス〟、女教師と並んで、ポルノの永遠のテーマでしょう。あなたがことさらに「遊び人」のイメージを嫌うのは、こうした気配を感じるからかもしれませんね。でも、そんなくだらない人たちと仮想問答するのは無駄というもの。言いたいやつには言わせておけ、です。

私はあれこれ堂々めぐりをした最後には、必ず心のなかで啖呵を切ります。「社会的地位がどうだろうと、私はこの仕事を続けていくんだから。別にどうでもいいんだわ」。社会的地位を上げること、イメージを改革することを否定するつもりはありませんが。「だから何？」と言える強さも、やはり必要なのではないでしょうか。

お悩み

2

「ルルドの水」を飲んでる患者さんを黙認していいの?

がんの末期状態で回復の見込みのない患者さんがおられます。そのご家族が、病気治癒に効くという「**ルルドの水**」(南フランスのピレネー山脈の山麓にある町ルルドにある、マッサビエルの洞窟の泉からわき出ている水。**数多くの奇跡を起こし**、多くの人の病気を治したという)を患者さんに飲ませており、ご家族がどうしても来られない場合には「飲ませてください」と私たち看護師に頼まれました。その意を汲んでやむをえず行なっていたところ、医師に「**看護師はそこまでしなくてもよい**」と注意されました。また、水も長い時間が経つと悪くなるので、**ご家族に内緒で**定期的に新鮮な水に入れ替えておくべきかとも思うのですが、それでは**意味がない**のかもしれないと悩みます。その水の**ご利益を信じるわけではない**のですが……。

(35歳・女性・外科病棟)

こうした素朴な心情を綴ったお悩みを見ると、涙を禁じえません。

でも、こうした人間らしい悩みには、なかなかすっきりした回答ってないんですよね。なので、今日も一緒に悩んでみましょう。

実は類似するお悩みが他の方からも寄せられていて、そこでは「植物状態の患者さんの口に、「とげぬき地蔵尊」（東京・巣鴨）のお札をちぎって含ませるご家族」が、お悩みの種になっています。

▼「人として」と「ナースとして」は食い違う

自分自身は効果がないと思っていても、それにすがっている患者さんやご家族の気持ちは否定しきれない。でも、自分自身がそれに積極的に荷担するのは気が引ける……。そのような気持ちは、このような場面に立ち会った多くの看護師が共通して抱くでしょう。

ですが、今の時点で私がもしご家族からそのように言われたとしたら、病棟管理者として「医療者として責任が負えない治療なので、ご家族がなさるのはかまいませんが、看護師がそれを代行することはできません」とはっきり伝えます。

お札にしても、「ルルドの水」にしても、家族の方が飲ませるかぎりは止めません。

ただ、それを看護師が代行して飲ませることはしない。これが原則だと思います。実際、それでおなかを壊したら責任は負えませんし、病棟内で個人個人の対応が違うと、看護師個人が恨まれないともかぎりません。

月並みな解決策ですが、病棟（あるいは病院）の一致した見解を出すことが大事でしょう。みんなで話し合いができるならそうするし、それがうまくいかない職場であれば、「医師の治療方針として、代行しないように言われている」と明言して、あくまでも代行は避けたほうがいいと思います。

ただし、このように組織としての解決を図ってもあなたの気持ちは晴れないでしょうね。「ルルドの水」のエビデンスについて、哲学的に悩み続けると思います。奇跡を信じたい気持ち、そして、愛する人のために何かをしてあげたい気持ち、患者さんやご家族のそうした気持ちを考えれば考えるほど、悩みは深まりますよね。

この患者さんと出会ったがために、あなたはきっと折に触れて「ルルドの水」を思い出すことでしょう。こうして「ルルドの水」はその患者さんとご家族を思い出すトリガーになるのです。

結局のところ、こうして悩むこともまた、看護の一部なのです。「ルルドの水」にすがる人の気持ちを理解しようとする。これはとても大事な看護です。

私自身、もし自分が患者さんの立場だったら、そっと「ルルドの水」を飲むかもしれません。そう思いながらも、私は看護師として、おまじないの代行はしないのです。看護師の立場と人としての思いは、時に食い違うものです。これは無反省な二枚舌ではなく、看護の立体感として、私は肯定したいと思います。

しかし、冷静になってみると、やはり「ルルドの水」はいかがなものか、とも思いませんか？

西洋医学至上主義者ではないけれど……

実はもう一つ、「どこまでを民間療法と呼ぶか」という難しい問題があります。いっそのこと「とげ抜き地蔵のお札」「ルルドの水」までいってしまえば、それを医療と呼ぶ人は誰もいないでしょうが、実際は、「代替療法」の範疇に入れられるものでも、もうけ主義のアヤしいものは存在します。しかしそれを言うと、「代替療法を否定する西洋医学至上主義者」として批判されそう。これもまた本意ではなく、いじいじと悩んでしまうことになるのです。

こうやって悩むことこそ、大事な看護です。

そのアヤしいもののなかには、企業が行なう「治療」、病院と名のつく場所で医師が行なっている「治療」……。そのバリエーションは増える一方です。それを全否定はしませんが、正直、代替療法も玉石混淆だとは言っておきたいと思います。

▼患者さんの自己決定に何とする？

実際緩和ケア病棟では、さまざまな民間療法を渡り歩いた患者さんも見かけます。そのなかには、見たこともないくらい病状が悪化した方もいました。

いわゆる未治療のがんって、私はこれまでほとんど見たことがなかったんですよね。ある程度オーソドックスな治療を行なったあとで、民間療法に賭けた患者さんならば、見ていてあきらめもつきます。けれども、最初からそちらに走ってしまった患者さんを見ると、なんとももったいない気がしてなりません。

ただ、最後に行き着くのは、患者さんの自己決定の問題です。「異変に気づいたときの病期はわからないから。治療したからといって助かったとはかぎらない。本人が納得してその民間療法にすがったのならば、それも本人の自己決定だからね……」、そう言って、私たちは自分を納得させるしかありません。

患者さんが「おまじないで病気を治したい」と言ったとき、それを患者さんの自己決定として尊重するのか、それとも専門家として自分が適切と考える治療法に誘導するのか。自己決定の時代と言葉で言うのは簡単ですが、各論は非常に難しい。民間療法をめぐっては、まさにこの各論で、私たちは悩むわけです。

そして、この悩むことこそが医療者の誠意だと、私は思います。責任放棄として、「やりたければどうぞ」と言う人もいれば、うんと悩んで、「効果は疑問ですが、どうしてもご希望なら……」と言う人もいる。反対に、高みに立って「まじないなんてけしからん！」と言う人もいれば、うんと悩んで、「やはり、お勧めできません」と言い切る人もいる。回答の内容では、その医療者の質はわからないものでしょう。

悩みにコメントしつつ、ますます悩みを深めるようなコメントになってしまいました。悩みは看護の友。次回以降も、悩みを通して、行き着くところまで行きましょう（笑）。

お悩み

3

「患者様」に違和感があるのはなぜ?

「患者様」という呼び方にとても違和感があります。病院全体で定めたことなので仕方なく使っていますが、なんとなく**患者さんとの距離を感じて**しまうのです。「患者中心の医療」の象徴のように言われていますが、**医師が優位に立っている実態**は変わっていません。**単に呼称を変えるだけ**では意味がないのではないでしょうか。また、**医療はサービス業**と言われますが、それだけではないような気がします。患者さんが求めているのは、**ホテルで受けられるようなサービス**なんでしょうか? 金銭のやりとりだけでは語れないかかわりが、患者さんと医療者にはあると思うのです。あれこれ考えていると、訳がわからなくなってしまいます。

(27歳・女性)

あなたはたいへん勇気がある方ですね、世の中が、「これさえ押さえておけば、良心的な医療者と見てもらえますよ」と提示する「型」に異議を唱えるなんて。でも、実は宮子も賛成一票。「患者様」という言葉には、どうにもなじめません。ただ、一点違うところがあります。私の場合は「単に呼称を変えるだけでは意味がない」と総論的に言ってしまう気にはならないのです。

▼言い換えるだけでも意味はある、こともある

ものによっては、中身が変わらなくても言い換えたほうがいい言葉もあると思うんですよ。たとえば、「精神分裂病→統合失調症」「痴呆→認知症」「らい病→ハンセン病」など。これらも単なる言い換えとの批判もありますが、患者さんサイドからすると、古い表現には大昔からの差別感がそのままついてくる感じがするのでしょうね。言われる人が嫌ならば、わざわざ古い言葉に固執するのはナンセンス。

また、「意識を変える」「現状を変える」といっても、意識や仕組みの変化はしばしば緩慢なものです。まずは新しい言葉を広めることによって、大きな変化を起こす。言葉は意識をつくりますから、こうした考え方もアリだと思うのです。

私自身は、書き手として相手が嫌がる表現はしないのが原則と考えているので、言葉の言い換えは簡単に行ないます。ただしその場合、言葉を変えただけでよしとする浅い考えに走らぬよう、過去と向き合う覚悟が必要ですけどね。

▼「さん」と「様」の違いはいかほど?

こうした考えであるにもかかわらず、私は「患者様」という言葉に、受け入れがたいものを感じます。理由は実は簡単。「患者さん」という表現でも事足りると思うからです。たとえて言えば、友人の夫君を「だんなさん」と言うか「だんな様」と言うか。その程度の話ではないでしょうか。私にとって「患者さん」か「患者様」かの違いはその程度にしかすぎません。

けれども、この「正論」を振りかざして、「患者様とは言いたくない。患者さんでも十分だ」と、わざわざ言いたてる気にもならないんですよ。私が違和感をもつのは、「患者様」という言葉がもつ語感であると同時に、「患者様」という言葉を使うことにことさら意味を与えようとする「外圧」。これに対して「患者さん」と呼び、「患者様」と呼ばないことを声高に主張するのは本意ではなく、むしろ同じ土俵に乗ってしまう不快感があるのです。

結論として、私がとっている行動は、可能なかぎり自然に「患者さん」という言葉を使うことです。私たちの病院も、「患者様」が推奨される呼称になっています。管理職という立場では、公的にはこの言葉を使う。けれども、個人的な会話や文章を書く際は、「患者さん」を使います。

繰り返しになりますが、「患者様」を使わないことにこだわる態度も、とりたくない。人間対人間の関係として、普通に敬意を示す。その気持ちの先に、それなりの呼称が出てくるのではないでしょうか。

その言葉は私の場合、「患者さん」のほうが自然なのです。ただ、多くの病院で「患者様」という言葉が使われている今、ここからスタートする若い人たちは、「患者様」が自然になるのでしょう。そしてそれが自然だという世代が多くなれば、「患者様」が普通の言葉になるはず。その変化をことさらに否定する気はありません。

新しい言葉への違和感という意味では、患者さんたち本人のなかにもあると思われます。「患者様」と呼ばれてうれしい人もいるでしょうが、「なんかよそよそしい」「病院じゃないみたい」といった感想を口にする方もいます。

たかが言葉尻。されど言葉尻。

▼「患者様」の違和感の源はさらに

そして、呼称の問題である「患者様」問題から、「医療はどこまでサービス業か」という哲学的な問いかけに進んでいくあなたは、素晴らしい嗅覚の持ち主です。私も接遇教育などの冒頭でしばしば言われる「医療もサービス業なのですから……」という言葉に、実はなんともいえない違和感があります。

これまでの医療が、患者さん中心でなく、医療者（とくに医師）中心に行なわれてきたことは、大いに反省しなければなりません。さっきの「患者様」同様、この「医療もサービス業ですから……」にも、それに逆らったら最後、「古い医療者」の烙印を押される懸念があります。それがわかればこそ、私たちはそれに全面降伏せざるをえない。けれども、患者さんとのかかわりを深く考えるほどに、通常の金銭のやりとりを中心とした「サービス業」の範疇からは、はみ出る部分が目につくのです。

その最たる例が、患者さんの多くが求める、医療における平等性です。混合診療の問題にせよ、最後には必ず「お金持ちだけが治療を受けられるのは間違っている」という反対意見が出てきます。看護の面でも、差額ベッド代を払っている個室の患者さんを優先的にケアしたら、批判が出るのではないでしょうか。ケアに際して、飛行機におけるファーストクラスとエコノミークラスのような明確な差をつけることは、医療の世界には許されないことなのです。

こうした差をつけることが正しいと言い切るほど、私もまだ腹が据わってはいません。ただ、「医療もサービス業」と言った場合には、こうした「受けられるサービスの格差」をどう考えるのか。この問題ときっちり向き合うだけの覚悟もないのに「サービス業」と言われても、しっくりきません。私が「患者様」という言葉がもつむなしさに、やりきれなくなるのも、このあたりの浅さ（厳しい言い方をすれば御都合主義！）が原因なのだと思います。

……などと、今回もかえって悩みを深めるお答えになってしまいました。ただ、この問題は、こだわりがいがある問題。悩みがいのある問題に出会うのもまた、看護の醍醐味なんです。

お悩み

4

患者さんの「死にたい」をどう受け止める?

身寄りのない四肢麻痺の患者さんに「**このままであと何年生き続けるのだろう。もう死んでしまいたい**」と言われ、絶句してしまいました。彼は寝たきりで、**回復の見込みはありません**。

患者さんの生命を守ることが看護の仕事だと思ってきました。しかし、**命を永らえることがつらい**様子を見ていると、「死なせてあげたほうがいいのではないか」という気持ちが出てきてしまいます。今度、「死にたい」と言われたら、どう言葉をかけてあげたらよいのでしょうか。**人間に死ぬ権利はあるのか**。そんなことまで考えてしまいます。こんな私は、**ナースとして失格**なのかもしれません。

(20代・女性・病棟)

いろいろと思い悩むご様子が、文面からひしひしと伝わってきます。患者さんの思いとしっかり向き合えば向き合うほど、患者さんにとっての幸せを思い、悩みが深まるのでしょうね。重度の障害や、苦痛が強い終末期の患者さんに対して、私たちは時折こうした悩みをもつものです。

私も似た体験があります。なかでも忘れられないのは、内科病棟で働き始めて三年くらい経ったころに出会った八十代の女性でした。

▼「死にたい」と「生きたい」は両立する

彼女は脳卒中で片麻痺となり、ひたすらそれを嘆いて泣いて暮らしていました。気持ちが乗らないところに、肥満体のため身動きすらままならず、リハビリも進みません。ナースが「リハビリに行きましょう」と言うと、「殺せ〜」と泣きわめく。なのに、食事の時間になると、食べこぼしをしながらも、延々と時間をかけて全量摂取します。

当時、二十代だった私は、正直いってその姿を正視できませんでした。ナースに「殺せ〜」とわめいて当たり散らす彼女と、食に執着する生命力のギャップ。それが若い私には統合できなかったのですね。

言葉にならないつらさがわく一方で、「死にたいなら食べなければいいのに……なぜだろう?」と思う自分がやましかった。彼女が転院の形で去っていったときには、正直いってホッとしたのを覚えています。

彼女は本当に死にたかったのか? 彼女が去ったのちも、私はしばしば彼女の真意を思いました。

あれから十数年がたち、私も四十代になりました。今でもときどき彼女のことを思い出します。今もし彼女に「殺せ〜」と言われたら、私は固まらずにこんなふうに答えるでしょう。

「お気持ちはわかるけれども……やはり、命あっての物種。せっかく助かったのだから、気長にがんばってみましょうよ」

このように答える理由は二つです。

一つは「殺せ」も「もりもり食べる」も、どちらも彼女の本心だと思うようになったから。江戸時代後期の学者、林子平《はやししへい》は「親もなし　妻なし子なし版木なし　金もなければ　死にたくもなし」と辞世を残したといいます。「死ぬ」というのはやはり大変なことで、生きる意欲がなくなっても、死にたいと思うとはかぎりません。

▼「つらさをわかること」と「命あっての物種よ」も両立する

もう一つの理由は、「まずは、助かってよかったね！」と言ってあげる誰かがいないと、患者さんは救われないと思うから。なんだかんだいっても、患者さんの生きる力を最大限伸ばすのが私たちの仕事。生きることへの楽観性は、プロのナースとして、必要なスキルなのではないでしょうか。もし仮に患者さんが本当に死にたい気持ちが勝っていたとしても、私たちはプロとして、「命あっての物種よ！」と言っていいのだと思うのです。

このように申し上げたからといって、私はあなたの「死なせてあげたほうがいいのではないか」という思いを責めるものではありません。患者さんに寄り添い、その人のことを考えれば考えるほど、「命あっての物種」とは思えないにちがいありません。ではどうすればいいかといえば、患者さんの思いは思いとして受け止めたうえで、あえて「命あっての物種よ」と伝えることではないでしょうか。

ここで大切なのは、患者さんが「死にたい思いをもっている」事実を肯定することと、「死にたい思い」そのものを肯定することは別の話なんだ、という理解です。ひとたび

あえて言う、「命あっての物種よ！」

治らない病を得れば、多くの患者さんは「生きたくもなし、死にたくもなし」という心情に陥ります。その方々に直接「命の大切さを思いなさい」とか「死にたいと思ってはいけない」などというのはナンセンス。自分のつらさを否定されたと感じた患者さんは、心を閉ざすことでしょう。

だからといって、患者さんの言っていることをすべて肯定しなければいけないわけではありません。患者さんの死にたいほどつらい思いをわかりつつ、「命があってよかったね」という気持ちを伝えることは、いずれも両立することなのです。

▼「生きるべきか？ 死ぬべきか？」——その議論には踏み込むな

ただし、こうした対応に対して、患者さんがすぐによい反応を返してくれるとはかぎりません。今勤めている精神科では、希死念慮の強い患者さんがつねにいて、「死にたい」と言われるのは日常茶飯事。そのたびに、「生きていればいいこともありますよ～」とのんびり答えていては、「私の人生はそんなに簡単じゃない！」「あなたは幸せなんですよ！」とキレられることになってしまいます。

それでもやっぱり、「死にたい」という言葉そのものを肯定することはできませんよね。

「こいつは楽天的な、あほナース」と思われたとしても、あえてその役割を演じるのが、私たちの仕事だと割り切っています。

この例は、精神科領域の話ではありますが、身体疾患がメインでも、根本的な部分は変わらないはずです。「死にたい」と言われたからといって、その人が「死んだほうがいいか」「生きていていいことがあるか」という議論には、入らないほうがいい。のっぴきならない問いかけには、それを言わせる思いだけを汲み取り、あえて踏み込まないことです。こうした「思考停止」の技術ともいうべき操作が、命ぎりぎりの現場で働く私たちには、どうしても必要になってくるのです。

「命あっての物種よ」が、いわゆる「正しい」考え方なのかどうか、それはわかりません。しかし人間は、いつも「正しい」答えを求めているわけではないのです。「そんなことありませんよ」と打ち消しつつも、心のどこかで言われてうれしいことや、あとから考えてホッとすることだって、あるかもしれない。

今回の問題については、「死ぬ権利があるか」という議論には入らない、これが私の回答になります。もちろん一個人としては、大いに考える価値のある課題ではあります。自分を責めることは抜きにして、存分に考えてみてくださいね。

お悩み
5

モルヒネを拒否する末期がん患者さんへの対応は?

モルヒネを拒む患者さんがおられます。つらくても笑顔を絶やさない人格者で、医師とも看護師とも非常に関係はいいと思います。知的レベルも高く、**モルヒネの効能については十分理解している**ようですし、いたずらに命を縮めるとは思っていません。それでも使いたくないとおっしゃいます。

いろいろアプローチした結果、どうやら患者さんにとっては、**痛みに耐えることに意味があるようだ**、そんな結論になってきました。これはもう患者さんの信条なので、無理強いはできませんが、医療者としては、患者さんが痛みに**もがき苦しむ様子を見るのがつらい**のです。あくまでもモルヒネを使うよう**説得するのが、医療者としての誠意**なのでしょうか。日々悩んでいます。

(20代・女性・内科病棟)

お悩みを拝見し、二十年ほど前の新人時代にかかわったAさん（五十代の男性）のことを、はっきりと思い出しました。

私が所属していた内科病棟に入ってきたとき、Aさんはすでにがんが全身に転移し、予後は月の単位でした。当時は今ほど「告知」が一般的ではありませんでしたが、彼は入院前にかかっていた別の病院で病状を聞いていました。「原発不明の進行がんで、なすすべはない」と、ご自分の口からはっきりおっしゃっていました。

Aさんもまた非常によい方で、付き添っている奥様も同じように穏やかでやさしい方でした。入院直後は何とか歩けていたのが、数日で痛みのため寝たきりに。この時点で医師はモルヒネのシロップを勧めたのですが、やんわりお断りになりました。

それ以後も、痛みの具合をうかがうと「まだ大丈夫」と悲しそうな微笑みを浮かべます。奥様もその傍らで同じような微笑みを浮かべて身体をさすっている……。新人の私はもちろん、医師や先輩看護師も、結局はそれ以上何も言えなかったのです。

Aさんの望みは、家族のために一日でも長く生きることでした。一人娘が知的障害者だったことも、その思いを強くしていたようです。「死ぬことは運命とあきらめてはいるけれども、心残りはある」ともおっしゃっていました。これを聞いて私は、人が死を受け入れることの大変さを、改めて思い知ったものです。

私たち医療者は、彼の残り少ない時間を、少しでも苦痛なく過ごせるようにと、モルヒネの使用を勧め続けました。看護師としては、自分たちの説明が不十分なのではないかと懸念し、麻薬についての学習会や、説明場面のロールプレイなんかもやったほど。けれども、こうした努力にもかかわらず、彼はぎりぎりまでモルヒネを使おうとはせず、それを受け入れたのは亡くなる数日前でした。「宮子さん、もう降参だよ」とおっしゃったときの悲しそうな顔が、今も忘れられません。

終わってみれば、彼は私の病棟にいた約二か月の間、ずっと痛みに耐え続けていました。先輩のなかには、それを自分たちの力不足と考えて悩んだ人も多かったし、私もある時期はそのように振り返った時期もありました。

「医療者の力不足」でも「患者さんの誤解」でもないとしたら

あれから二十年経ち、今もときどきAさんのことを思い出します。今思い返してみても、彼は非常に病気や治療についてよくわかっていました。単純に「モルヒネを使うと命が縮まる」と思い込んで拒否していたのではなかったと思うのです。だから、ずっとどうしてなんだろうと考え続けていました。振り返ってみて現時点で私が下した結論は、まさにあなたと同じ。「どうやら患者さんにとっては痛みに耐えることに意味があるようだ」というものなんですよ。

どの時期からかはわかりませんが、Aさんは「痛みに耐えることと引き換えに、命を永らえてほしいと祈る」モードに入っていたのではないでしょうか。これは、キューブラー＝ロスいうところの「取り引き」の段階ともいえます。彼は自分の死を避けられないものと受け入れながらも、最後までその「取り引き」を続けたのだと思うのです。

私がこんな解釈をするようになったのは、六年前の春、父が亡くなったときにわが身の苦難と引き換えに幸運を祈る心情になったからです。当時私は精神科病棟に勤めていて、父は集中治療室で呼吸管理中でした。そして、患者さんの暴言や不穏など、勤務がつらければつらいほど、「ここをがんばれば、父の病状が回復するかもしれない」と根拠のない期待がわき上がっていたのです。

また、すでに故人である将棋の大山康晴名人は、がんの手術後奇跡的に復活を遂げた大一番の対局で、勝利をほぼ手中に収めながら、考えられないような凡ミスで負けています。その話をテレビで見たとき、私は彼が神様と取り引きをしたように思えてなりませんでした。

それでも、「できること」をし続ける。

時に人間は、それが無理とわかりながらも、運命の逆転を祈り、理不尽な忍耐や喪失を引き受けるのではないでしょうか。だからこそ、Aさんもあなたがかかわった患者さんも、耐える選択をしたのかもしれません。

期待はできない。でも、勧めてはみる

もし私の推測が当たっているとすれば、あなたの患者さんに対して痛み止めを勧めても、彼の拒否は変わらないことになります。では、私たちは彼の選択を尊重し、痛み止めを勧めないほうがいいのかといえば……、それは違うような気がするのです。

たとえ行動の変容が期待できなくても、私たちにできるのは、痛み止めを勧めることくらいなんですよ。それを放棄する度胸は、私にはないなぁ。最後にAさんが痛み止めを希望したのも、私たちがそれをいつでも提供できると伝えたからだと思いますし。痛みに苦しむ彼に何もできない無力感に耐えながら、たとえ拒否されても、勧めてはみる。このかかわりは悪くなかったと考えます。

その際気をつけるのは、相手の気持ちを十分考えて、それが唯一絶対の正しい方法であると押しつけないことです。「拒否してもいいし、受け入れてもいいけれども……、

痛み止めを使うと少し楽になるかもしれませんよ」というくらいの温度で、勧めてみるのがいいのではないでしょうか。

患者さんとのかかわりは、それが終わったあともずっと続く

ただ、ここではっきりお伝えしたいのは、患者さんとのかかわりは、時にそれが終わったあとも続くということ。折に触れて思い出し、年代や経験によって、その解釈や評価が変わっていく。そんな「自分と一緒に年を重ねていく患者さん」っているものです。あなたにとって、今お悩みの患者さんは、きっとそんな患者さんになるのではないでしょうか。二十代にして、「どうやら患者さんにとっては痛みに耐えることに意味があるようだ」と気づいたあなたは、非常にセンスのいい人だと思います。悩みの種をたくさん見つけて、息長く考え続けてくださいね。

お悩み 6

「食べて死ぬなら本望」な糖尿病患者さんへの看護とは?

七十六歳の2型糖尿病の男性への指導で悩んでいます。彼はまったくといっていいほど、**食事療法をやる気がありません。** 食後には大好物のまんじゅうを毎日のように食べ、常時血糖値は三〇〇を超えています。

少し控えるように言うと、**「たらふく食べられないくらいなら死んだほうがまし」。** 大好きなまんじゅうを食べて死ぬなら本望だ」と言う始末です。家族の希望もあり、がんばって指導してきましたが、最近はその家族も**「好きなようにさせていい」とあきらめムードです。**

まんじゅう禁止は、**彼のQOLを著しく下げる**ことかもしれません。ましてや高齢ですから、好きなものを食べさせてあげたい気持ちもあります。でも、それでは**医療者として手抜き**のような気がして悩んでしまう。そんなことを考えるうち、看護のやりがいって何だろうと壁に当たってしまいました。

（30代・女性・外来）

拝読しながら六年前の春に昇天した父のことを思い出していました。父は、六十代半ばで糖尿病を発症したのですが、まったく食事療法は守れず。若いころに獣医の勉強をしていて注射は得意だったので、早々にインスリン療法を導入しました。それでも血糖は常時高め。その後肝臓がんになって、享年七十二。この間、酒は飲むわ甘いものは食べまくるわのやりたい放題。がんにならなければならなかったで、私の悩みは続いたことでしょう。

父は六十代半ば、この患者さんは七十代半ばと年齢に開きはありますが、「この先よい時間が長くないだろう人に、どこまで生活の制限を課すか」というテーマは共通しています。父はがん、ご相談の患者さんは高齢、合併症が出て悲惨な経過をたどるほどの時間があるかどうかは、悩むところです。

父のがんは原発性の肝臓がんで、経過は長いと当初から予想できました。予後が数年期待できるとなると、「どうせ先は短いから、好きなことをさせよう」と腹はくくれないものです。血糖コントロールをよくして体調を整えたほうが、治療も長くできるはず。そんなふうにも考えました。

今回の患者さんも、七十代半ばにしてもりもり食べているということは、お年のわりにバイタリティのある方なのではないでしょうか。そうした方だからこそ、指導を守って合併症を防ぎたいと周囲も思う。しかし、本人の食への欲求は強く、セーブすることは難しい……。こうしたジレンマが生じるわけです。

もしこの方が、認知症でコミュニケーションがとれないとか、完全に寝たきりだったりすれば、おそらくご家族もあなたも「先は短いし、楽しみも少ないだろうから、好きなことをさせてあげよう」という気持ちになるのではないでしょうか。

▼酒飲みのQOL

実際のところ私自身は、父に対して、かなりあとまで指導的なかかわりをやめることができませんでした。がんとわかってからも、せめてお酒はやめてほしいと思いました。というより、がんとわかった直後は「残り少ない人生をよりよく生きてほしい」という思いが募り、かえって目標値が上がったともいえます。その思いが消えたのは、居酒屋から千鳥足で帰ってきた父と、実家近くで鉢合わせしてからです。彼の姿はあまりにも幸せそうで、その瞬間私は、「酒飲みのQOLは、しょせん酒が飲めてこそなのだ」と悟ったのです。

患者さんの「QOL」「その人らしさ」といったとき、私たち医療者は、その人に対してある種の「立派さ」を押しつけてしまう危険があります。それは、私たちのまじめさや考えの固さといった、パーソナリティの問題ではありません（実際はそう見られがちですが）。患者さんの尊厳を大切に思えばこそ、目標値を下げるのが失礼な気がしてしまう。これはまさに、医療者としての誠意なのです。

父の場合は、そこに至るまでの彼の人生がわかっていたからすぐに修正ができたのですが、そうでない場合は、なかなか修正はできないでしょう。

ただ、相談者の方は、この患者さんにとってのQOLが、まさにまんじゅうを許すか許さないかにかかっていることを看破しておられる。このセンスには脱帽です。QOLというと、「人間いかに生きるべきか」というような抽象的で高邁な命題にのぼりつめやすいのですが。

実際は、「まんじゅうを食べるか食べないか」、それが最も本質的な問題だったりするんですよね。

そして、人間がいかに生きるかという問題が、まんじゅうや酒というあまりに具体的なものに集約されていくその事実とどうつきあっていくか。この立ち位置を考えることが、看護そのものなのではないかと思います。

「あえて、しない」看護もある

何に「手ごたえ」を求めるか

最終的に私は、父に好きなことをしてもらおうと決め、指導は一切しないことにしました。それでも、それまであれやこれや指導を企て、失敗して悩んだりしたことは、けして無駄だったとは思いません。最初から「どうせ言っても仕方がない」と何もせずあきらめたのでは、私自身が納得できなかったでしょう。

この患者さんの場合についても、私は同じような感想が浮かびます。今の時点であなたは十分にがんばった。「手ごたえがない」なんて言うと、「看護師が自己満足を求めてはいけない」なんて説教する同業者もいるかもしれませんが、実際、自分の仕事に満足を求めない人なんていないですよね。徒労感、無力感に耐えながら、よくがんばったと思います。

そして、ここまでやってもダメなのですから、もうあきらめてもよいのではないでしょうか。家族も、もう納得できたようですし。今後は、食べすぎに注意を促す程度で、行動の変化を期待してガチンコで指導にかかるのは、やめてもいいと思いますよ。

指導にかぎらず、「ケアをしない」と決めるのは、看護師としては「手抜き」のような気がして、なかなか難しいものです。この感覚自体は、専門職の良心として、あって悪いものではありません。その一方で、いつも「すること」が正しいとはかぎらない。いっそ「しないこと」のほうが患者さんのためになる場合だってあるのです。これは患者さんへのケアだけでなく、学生や後輩の指導など、さまざまな場面で出てくる話です。この落としどころとして私は、「やらないと決めるときは、やると決めるときの倍は考えよう」と自分に言い聞かせています。これは、手抜きを避け、やりすぎを控えるための呪文のようなものですね。なかなか効きます。

看護には「する」看護もあれば、「あえて、しない」看護もあると思います。この「あえて」という部分が大事。これは十分に考え、実際に試行錯誤することでしか、冠することができない文字でしょう。

「手ごたえ」は、患者さんからもたらされる場合もありますが、それを感じられるかどうかも含めて、看護師自身の内面の問題でもある。そんな気がします。こうして悩み、考えたプロセスに、手ごたえが感じられるといいですね。

お悩み
7

患者になった同僚医師を「～先生」と呼び続けてもいい？

以前いた病院で一緒に働いていた同い年の医師が、今私が勤める病棟に入院してきました。割と仲がよかったこともあって、気軽に話はできるのですが、つい「○○**先生**」と呼びかけてしまいます。**今は患者さんなので「○○さん」**とお呼びしたほうが、先方も気が楽なのではないかと思います。

一方医師は**「先生」と呼ばれるのに慣れている**ので、それで気を悪くされる可能性もありますよね。あれこれ考えていると、訪室するのがためらわれるようになりました。どうするのがよいでしょうか。

（30代・女性・外科病棟）

っけからこんなことを言うと、かえって悩みを深めてしまいそうですが、そもそも私は、なぜ医師を「先生」と呼ぶのかがよくわからないのです。たとえば、それが単に最上級の敬称であるならば、本当に尊敬できる人だけが「先生」と呼ばれることになります。この意味で考えるなら、患者さんが「この人になら命を預けてもいい」と思うようなときにだけ、「先生」と呼べばいいわけです。

そして、いかに立派な「先生」であっても、私たちにとっては一緒に働く仲間。患者さんと同じように「先生」と呼ばなければならないものではないでしょう。もっとも、この考え方を押し通せるのかといえば、私にはそこまでの根性はありませんが。

一方、患者さんのなかには、少数派ながら、医師を「さん」づけで呼ぶ人もいます。今は亡き私の父がそうでした。父は、権威的なものを笑って生きるタイプの人で、「先生」と呼ばれたがる人を好みませんでした。彼は自分よりはるかに若い主治医をたいへん信頼していましたが、だからこそ敬意を込めて、「さん」で呼んでいたのです。父から見て信頼できる医師は、「先生と呼ばれたがらないように見える人」だったのです。

この傍目には屈折した感覚が、娘の私にはよく理解できました。しかし、父は私の職場に入院していたので、私としてはついつい周囲に気を遣ってしまいます。「お願いだから、一応、先生って呼んで」。娘の頼みに、しばらくは「先生」と呼んでも、すぐにまた「さん」に戻った父。今思い返すと、しみじみ「よい父だったな〜」と思います。

▼「先生」の裏側にある、序列意識がイヤなのです

看護学生時代、講師として病院に来た医師からこんな話を聞いたことがあります。認知症（当時はもっとダイレクトに、「呆け」といったと思いますが）で寝たきりの男性が、「○○さん」と呼びかけても返事をしない。ところが、お見舞いに来た人が「○○先生」と呼びかけると、きちんと返事をした。よくよく聞けば、その人はひとかどの学者であった。そんな話です。

これは、患者さんとかかわるうえでは、その患者さんの社会的背景をきちんと踏まえて個別的な対応が必要である、というある種の訓話としてなされた話でした。類似の話は、学校における「トイレの花子さん」のごとく、看護の世界で、シチュエーションを変えて語り継がれていると思われます。

で、これを聞いた看護学生・宮子はどう感じたかというと、「嫌な男だなあ」でした。それは、認知症だからとか高齢者だからという問題ではなく、どんな場所でも「先生」と呼ばれないと納得しないその権威主義が、受け入れがたかったのです。さらに、こだ

わるとしつこい宮子は、この場面についてあれこれ考えてしまいました。

まず、彼がもし大部屋に入っている患者さんだったら、他の患者さんとのバランスはどうとればいいのでしょうか。元学者さんだと「先生」で、八百屋の店主や主婦だったら「さん」か「様」。これでは、「さん」と呼ばれる人は、面白くないかもしれませんよね。

以前多くの新聞では訃報欄で、男性の場合は「氏」、女性の場合は「さん」をつけるのが慣例でした。これは差別ではないかという指摘があり、今は「さん」に統一する方向になっています。もちろん「氏」も「さん」もどちらも敬称ですが、わざわざ分けるところに差別感を感じる人もいるということです。呼称の問題は、その呼称そのものがどうかという話ではなく、その呼称を用いる裏にある意識の問題なのです。

認知症のたとえ話にしても、「さん」や「様」ならどちらも敬称ですから、それほど気にはならなかったのでしょうが、そこに「先生」が絡むとどうしても序列が生じてしまう。その感じが、私はどうしてもイヤだったのです。

お悩みそのものから、少し話がずれてしまいましたが、患者さんとして入っている人を医療者が「先生」と呼ぶとこうした問題も起こりうる、そんなふうにも考えてみましょう。考えようによっては、患者体験をするのは医師としても一皮むけるチャンスかもし

そもそも医師は「先生」なのか？

れない。だったら、とことん患者を体験してもらうためにも、「先生」を封印してはいかがでしょう。

まずは少しずつ「先生」を減らしてみよう！

そもそも、「今は患者さんなので、『〜〜さん』とお呼びしたほうが気が楽なのではないか」という素晴らしい視点をもっているあなたなのですから、そんなあなたが、「いつも『先生』って呼ばれたら緊張しますでしょう。ここでは患者さんになりきって、ゆ〜っくり休んでくださいね！　これからは『さん』で呼ばせていただきますね！」と素直に語りかけたら、その患者さんはきっとホッとされるのではないでしょうか。

ちなみに、私自身は、患者さんに対しては一律で「さん」または「様」を使います。ただ、同じ病院で働く現職の医師が入ってきたときは、ついつい「先生」が出ます。本音を言えば、職場においては医師も「先生」じゃなくて「さん」で呼べばいいと思っていますが、なかなか一気に変える勇気はないのです。

それでも少しずつ変わってきたと思えるのは、院内で患者さんに対して「今○○先生はいらっしゃいません」と返す、身内に敬語という対応が全体的に減ってきたからです。

「○○は今こちらにおりません」と応じている若いスタッフを見ると、病院もだいぶまともになってきたな、と思いますね。

十年ほど前、同僚だったあるスタッフは、以前いた病院は、職場を離れると医師を「さん」づけで呼んでいたそうです。これを聞いてうれしかったですね。職場では「先生」がまだ続くとしても、オフのときは「さん」でいいはずですから。

チーム医療というならば、医師だけ「先生」はやっぱり変。そして、それに対抗するかのように、薬剤師や理学療法士が互いに「先生」と呼ぶのも、見ていて痛々しい感がありますし……。

今回のお悩みに対しては、医師が「先生」でなくなればすべて解決！　という、実にラディカルな回答を寄せたいと思います。私自身が今実践できていないのが弱いところですが、小さな変化を評価しつつ、定年までには少しずつ、と考えています。まずは、オフに「先生」と呼ぶのをやめるあたりから始めてみませんか？　考えてみれば、医師になった高校の同級生なんて、いまだに呼び捨て。今だって年中「先生」と呼ばれているわけではないのですから。

お悩み

8

最近の医療批判報道、一方的すぎやしませんか!?

医療を批判する報道が本当に増えています。当院を受診する患者さんのなかにも、**最初から医療者に対して不信を抱いている**印象の方が増えています。たしかに、十分な医療が受けられなかった方や過誤の被害を受けた方がいるのも事実でしょう。でも、そのせいで**日々一生懸命やっている多くの医療者まで責められ、疑われる**のは腑に落ちません。患者さんとの信頼関係を築くのが難しくなっているように思います。これでは**よい医療が成立しない**のではないでしょうか。

（30代・女性・外科病棟）

あなたのお気持ち、とてもよくわかります。昔から思っていたのですが、マスコミはなんでも極端によい面と悪い面しか取り上げないものです。フツーの人がフツーに働いているのでは、ニュース性が薄いからでしょう。マスコミも商売だから仕方がないのかもしれませんが、アラばかり探されたのでは、探されるほうはたまったものではありません。患者さんもマスコミの本質を多少は理解して、あおられないようにしてほしい、そう思うのは望みすぎなんでしょうか。とくにテレビは即物的なメディアだけに、やりたい放題の感が強いと感じます。

かくして宮子は、よほどのことがないかぎり、医療番組は見ません。たまたまやっていても、チャンネルを変えてブロック。でも飲食店のテレビでかかっていたら、さすがに消すわけにはいきません。最近行きつけのラーメン屋さんである番組を見て、私はもう驚き呆れて失神しそうになりました。

そこに流れてきたのは、手術室の映像を、別室で待機する家族がモニターテレビで見ている場面でした。座敷に座ってテレビを食い入るように眺める家族に、医療職（医師か看護師かは未確認）が、器具の実物を見せながら、行なっている操作や進行状況などを懇切丁寧に説明しているのです。

番組では、これを究極の情報開示として非常に好意的に取り上げていました。そこには「やましいところがないならば、すべて見せられるはずだ」という一般論があり、おそらくは「見ていないところでは、医療者は何をするかわからない」という不信感ともリンクしているのでしょう。

▼不安と好奇心のために、大事な何かを捨てていないか？

その映像を見た瞬間、私は真っ先に「人間はこんなにも悪趣味になってしまったのか……」とがっかりしました。多くの人は、肉親が痛い目に遭うのを「見るに忍びない」という素朴な感覚をもっています。それを踏み抜いてしまう怖さを、この映像から感じたのです。

それは昔、男友達の家に何人かで集まったとき、奥さんのお産のビデオを見せられた、まさにその感覚でした。医療が介在すると、自分が見ているもの、見せているものがなんだかわからなくなるんですよね。夫婦でともにした出産は、素晴らしい共同作業かもしれません。でも、見せられる友人にとっては、それは卒倒しそうな流血であり、性器の大写し。このわきまえがないのは困ったことです。

その「錯覚」「感覚鈍麻」ともいうべき感覚の狂いは、医療者にもあります。が、私たちはある程度それをコントロールできる。素人さんの場合は、一気に踏み越えてしまうんですね。だからこそ、「心配な気持ちはわかる。でもやっぱり、そこまでしては大事なものを失ってしまうんじゃないか」、そんな思いになってしまうのです。

私も親の手術は何回か経験しています。最近では去年の十一月に、母が大腸がんを切りました。私の勤務先での手術でしたが、立ち会うなんて思いもしなかったですね。実は手術後、「宮子さんも手術に立ち会ったの?」と知人から聞かれました。そのたびに「まっさか〜。もし母親が腹黒かったら、知らないほうがいいからねぇ」と答えてウケをとったものです。

立ち会いを希望しなかった理由をあえて考えてみると、私は母が開腹される場面を見たくなかったし、母も絶対見られたくなかったと思うからです。内臓なんて、究極の個人情報ですから。親しき仲にも礼儀ありの感覚で、見ないのがマナーかなと思うのです。

人間の好奇心には限りないものがあります。それをきちんとセーブしていくのも、人間の尊厳という点から大事なんじゃないかなぁ。「情報開示」といえば、すべてが許されるわけではありません。肉親の手術場を見たいと思うなら、自分がそれと引き換えに何か捨ててないか?を確認してからにしてほしいのです。

信頼される努力と、信頼する努力を。

監視をしても、たぶん事態は好転しない

また、すべてを見れば本当に納得のいく医療を受けられるのかというと、私は決してそうは思いません。素人にはわからない専門性が、医療にはあります。それを主張しにくい状況にも問題を感じます。医療者には、わかりやすく伝える義務はありますが、楽屋裏まですべてを見せる義務はない。これが私の感覚です。

先ほどの手術の話でいえば、手術場を見たからといってそれで事態がよくなるわけではありません。むしろマイナスなのではないかと推察します。手術は、執刀医はもちろん、そこにかかわるすべてのスタッフにとって、緊張する場面です。そこに「人目」というプレッシャーをさらにかけるなんて、私はとても申し訳なくてできません。

患者さんに対してはプロの医療者でも、手術を受ける母の娘という立場では、単なる患者の家族です。ここでは、私はずぶの素人に逆戻りしますし、そう見てもらうほうが気楽。素人なんだからプロの方にお任せしてしまおう、と考えています。

いったん信じて任せ、感謝の念でかかわると、ますます皆がよくしてくれるように感じるのです。さらに、どんなに医療者ががんばっても、亡くなる人は亡くなってしまう。

そのときに、遺族の心を慰めるのは、「十分によくしてもらったなぁ」という思いではないでしょうか。

このように言うと、「自分の職場で親をみてもらっているから、そんな悠長なことが言えるのよ」と反論されるかもしれません。つまり「職員の家族ならともかく、一見《いちげん》の患者は何をされるかわからない」という感覚です。しかし、自分の病院に家族を預けても、悪いところばかり見る人もいます。皆が私たち家族のように、任せきれるとはかぎりません。

もちろんあなたのおっしゃるように、ひどい実例もいっぱいあります。それによって、「監視していないと心配」な心情が生まれてしまうのでしょう。それでもやっぱり、医療は信頼関係なしに成り立ちません。医療者は信頼される努力を。患者さんは信頼する努力を。この方向で歩み寄ることが大事だと思います。そのために、マスコミはもう少し信頼を育てる視点で報道してもらいたい、そして情報を受ける側は興味本位の報道を鵜呑みにしない力をもってもらいたい。そう切に望みます。

今回は、お答えというより、一緒に怒って終わってしまいましたが……。ぼやきつつ、ともにがんばりましょう。

お悩み
9

死を受け入れられないご家族への対応は?

ある日の夜、男性患者さんの看とりの場面での話です。日付が変わったところで、ついに**心肺が停止**。しかし、奥様がどうしてもそれを認めず、医師は**「生き返らせて」とすがりつかれ**ました。**死亡確認をすることも拒否され**、結局、宣告できたのは死亡から六時間後。その間、代わるがわる看護師が付き添ってはいたのですが、夜勤帯で人員も少なく、人工呼吸器のアラームが鳴るとすぐ止める、そんな動作を繰り返すばかりでした。最終的には、奥様も受け入れたので、**あの時間が大事だったのかもしれない**という思いもあります。でも**あれが看護なのだろうか**、もっと事前に何かできたのではないかという迷いもあります。

(34歳・女性・内科病棟)

お悩みを拝見し、私が内科病棟でかかわった二十一歳の娘さんの死を思い出しました。就職して間もない方で、母子家庭の一人娘さんでした。持続する発熱を主訴に、開業医からの紹介入院だったのですが、入院当日から激しいけいれんに見舞われ、呼吸管理開始。診断はウイルス性の脳炎で、約一か月の濃厚治療もむなしく、亡くなってしまったのです。

▼「死んじゃダメ！」叫び続ける母親の前で、私たちがすがったのは……

この急な経過をお母様は受け入れられず、壮絶な心肺蘇生が行なわれました。心停止は二十二時すぎ。それから心臓マッサージを繰り返し、ボスミンの微量注入まで行ないました。零時までにはすでに心静止の状態でしたが、娘にとりすがっては「死んじゃダメ！」と絶叫するお母様を前に、複数いた医師の誰もその死を宣告できず、ひたすら心臓マッサージを繰り返すばかりでした。

やがて朝になり、お母様が静かになったところで、主治医がもう完全に見込みがないとはっきり伝えました。お母様はもう放心状態。死亡宣告は七時前でした。お母様は娘さんに「がんばったね」と小さく言い、ソファに座り込んでしまいました。

行なった処置は多くとも、心静止状態になって以降、死亡宣告を先に延ばすだけだった点はそちらと同じ。お母様の様子をうかがいながらの心臓マッサージの継続は、その場にいた誰もが、「いつまで続くんだろう」と思わざるをえないものでした。

交代でナースステーションに戻り、少し緊張をほぐしながら、私たちは「とにかく空が明るくなるまでがんばろう」と声をかけ合ったものです。暗い夜から明るい朝が来れば、お母様の気持ちも少しは救われるのではないか。私たちがすがったのは、そんな原始的な救いだったのです。

▼朝のもつ力と夜のもつ力

お母様が静かになったのは、前夜の二十二時すぎから七時前まで、約九時間（！）叫びどおしだったからかもしれません。けれども、「朝が来た」という要素もやはり関係していたのではないでしょうか。

実際、私が「朝になれば何とかなるだろう」と思ったのは、ある時間をかければお母様が納得するだろうとか、疲れておとなしくなるだろうといった、打算的な感覚ではありませんでした。私自身がつらくて、とにかく救いが欲しかったからです。お母様の思いはともかく、二十一歳の若い娘さんが感染症で亡くなるという事実を、私自身も認めがたかった。あの場にいた医療者は、医師も看護師も、みな似たような思いだったと断言できます。

今回いただいた事例の患者さんも、夜に心静止状態となり、朝に死亡確認をしていますよね。そのときの奥様は、どんな状態でしたか？　死亡宣告ができたということは、時間をかけてそれが受け入れられたということですよね、きっと。そこに流れた時間の経過とともに、朝になったという要素も大きかったのではないでしょうか。

当たり前のことですが、夜は本来十分な休息をとる時間です。その時間に緊張を強いられるのは、人間にとっては非常なストレスになります。たとえば精神科では、夜患者さんの話を長く聞くことはありません。たいていネガティブな話になって、収拾がつかないからです。これは患者さんサイドの問題もありますが、医療者の側も、ポジティブな思考を引き出す力が、萎えているんだと思います。夜勤のときって、ささいなことで話がこじれたりしませんか？　自分が管理当直のときを思えば、当直医の態度がいつになく横柄に見えたり、そうかと思うと、自分の対処が悪かったとやたら悔やんだりしていました。夜というものは、けっこうヤバイのです。

必ず「朝」はやってきます。

こうなる背景には、夜間勤務者が少ないなかで判断や選択の責任が重い、という事実もあるでしょう。けれどもそこに「夜の闇」が加わることで、さらに話に拍車がかかっているんじゃないか。私はついついそんなふうに考えてしまうんですよ。「夜の闇」は「人の闇」も引き出してしまうのかもしれない、と。

ともに朝を迎えるのも看護

私は、相談者が、どんな形であれ時間をともに過ごしたのは、よいかかわりだったと思うのです。一般に、死に際しては、心を偽らずに泣き、嘆かせてあげることも大事だといいます。あなたは、まさにこの役割を果たしたのですよ。その場で行なった内容は重要ではありません。ひょっとしたら、患者さんのもとにつきながら、遠くで鳴るナースコールを聞いていたかもしれないし、廊下を歩く患者さんの足音が気になっていたかもしれない。けれども、結果として時間が経ち、この奥様の心の準備ができた。そして朝が来た。これだけで、十分意味のある看護だったと思うのです。

そしてこの評価は、私の体験ともそのまま重なります。忙しい夜勤のさなか、交代で他の患者さんのお世話をしながら、みんなでその病室に詰めました。「朝まで これではたまらない」「明日の準備が何もできない」。そんな焦りが、たびたび頭に浮かびます。それでもあの時間まで、みんなでがんばった。それを評価したいと思うのです。

実は私の体験には、後日談があります。その後、一週間ほどして、お母様は再度取り乱した様子で病棟におみえになり、最終的に肺炎を合併したことについて、「看護婦さんたちが身体を冷やしすぎたから肺炎になったんだ！　人殺し！」と興奮して叫びました。結局この日を含めて三回、お母様は病棟に叫びに来ました。けれども回を重ねるほどに、その身なりは整い、なんとなく勢いが治まっている感じはあったのです。

私たちはつらかったけれども、休憩室でぼやきながら耐えました。お母様は誰よりも、本当は自分を責めている――「風邪だと思いこまず、娘をもっとはやく病院に連れてきていればよかった」といつも彼女は悔やんでいました――それがわかっていたからです。ただでさえ、大切な肉親を失うのはつらいことです。そこに、具体的な悔いがあればあるほど、その受け入れは難しくなるでしょう。この部分は、看護の質ではどうにもならない面もあるのです。回答を通し、私もあのときのやりきれない思いを思い出し、でもやっぱりがんばったよなぁ、といつものように自分をなだめました。反省はあっても後悔はなし。こうやって振り返るプロセスを大事にしましょう。

お悩み

10

心に「闇」を抱える私が、ナースであってもいいですか?

私はいわゆる被虐待児でした。幼いころに両親の暴力を受け、自分は生きていてはいけないのではないか、生きる意味はないのではないかと思いながら育ってきました。だからこそ、**誰かの役に立つことで生きる意味を見つけたい、自分は必要な人間だと思いたい。**そんな思いが、私をこの仕事に駆り立てたのだと思います。

看護師になって数年が経ち、たしかにやりがいはあります。患者さんやご家族に感謝されたときはとてもうれしいです。でも、感謝されなかったり、不満をぶつけられたりしたときは、とても落ち込んでしまいます。それどころか、逆に、**「こんなにやってあげてるのに、なぜ?」と怒りさえわいてしまうのです。**

よく考えてみると、**自分の存在証明のために看護職であることは、苦しんでいる患者さんを利用していることになります。**だからこそ、思うような反応が返らず、自分の存在証明が得られなかったときに、相手を排除したいと思うのでしょうね。……ここまで自己分析してほとほと嫌になってしまいました。**私には看護職である資格がないような気がします。**

(27歳・女性)

あなたの自己分析は、本当に見事だと思います。武井麻子氏は『感情と看護』のなかで、親からの愛情など自分が望んで得られなかったものを患者に与えようとし、思った以上の要求を出されるといきなりキレる、看護者特有の抑うつ感について触れています。予想外の反応が返ったときのあなたの怒りを読んで、この指摘を思い出しました。

▼「人生はやり直せないけど、仕切り直しはできる」

私自身は、あなたのように強い思いをもって看護師になったのではありませんが、三十代に入って間もなく精神科に異動となり、自分の職業と生い立ちを激しく振り返った時期があります。親との関係が明らかに難しい状況をつくっている患者さんとかかわっていると、一時気持ちが過去に向く。十年働いて、あとから来たスタッフを見ていて、それが自分だけではないとわかりました。

私の場合は、物書きの母と、物書きになりたくてなれなかった父という葛藤の強い両親のもとに一人っ子として育ち、幼いころから理屈っぽくて「嫌なガキ」だったと思います。あなたとはまた違う形ですが、私も自分の過去には複雑な思いもあります。先に挙げた本のみならず、看護者の内面を掘り下げる本を読むと、「私も自分の闇があるからこの仕事に就いたのかな」と世間に対してやましい気持ちになったこともあるんですよ。

その一方で、ひとしきり自分の過去を点検したあとでは、少しずつ関心も変わってきました。

〈それでも何とか独り立ちして、私は看護師という職業を続けている。親との葛藤から、人生が立ちゆかなくなっている患者さんと、自分の違いはなんなのだろうか……〉

こうした興味に関心が移行したのです。

このきっかけは、ある後輩の言葉でした。過去を嘆く患者さんに、彼女はこう言ったのです。「人生をやり直すことはできないけれども、仕切り直しはできるのよ。ここはそのための場なんです」。これを聞いて私は、自分の内面をいろいろと知ったうえで、それを抱えながらも前に進むのが人生なんだよな〜、と思いました。自己分析は大事ですが、それで未来を限定しては、サミシー言い訳にもなりかねません。自分のへそだけみて生きていてもしょうがない。そう悟ったのでした。

▼闇があるから看護ができる

私以外にも、複雑な生い立ちや多くの葛藤を抱えてこの仕事を選んだ人を、たくさん知っています。親御さんをはやくに亡くし、そこで受けた医療・看護が不満足だったからこの道に入る。これも、自分が受け取れなかったものを人に与えようとする点で、同じ傾向といえるでしょう。

こうした職業選択の問題としては、欠乏感、不満足感をばねに職業を選ぶと、中心が「自分の満足」になり、それが満たされない場合に、強い自責感を抱きやすい点が挙げられます。患者さんは、もともと不本意ながら病気になった人たちですから、そうそう満足はしてくれないんですよね。そうした限界を見ずに、満足させられない負い目を感じながら看護していく……。これではキレても当然だと思います。

こうした問題はありながらも、私は、こうした経過で看護師になった人がよくないとか、看護師になるべきではないなどとは、毛ほども思いません。私自身は、患者さんに対して心から親身になれるのは、自分自身の心の傷や、悲しみといった、心の琴線に触れる場面があった場合です。もちろんそうなれないときも、一定のレベルではきちんとかかわりますよ、プロですから。けれども病む人への共感は、自分自身のなかのちょっとヤバイ部分を使っているのはたしかです。

大丈夫。開き直ってしまえ!

すべての看護師がこうとは思いませんが、けっこうな割合で、このパターンの看護師はいるんじゃないかな。しばしば言われることですが、人間は、愛されることで愛することを学びます。けれどもその一方で、傷ついた分だけやさしくなれるのもたしか。私について言えば「闇があるから看護ができる」のだと思うし、あなたも、そう思って開き直ってしまえ！と思いますよ。

そう考えるには年数も必要かもしれません。今すぐ結論を出す必要はないでしょう。大事なのは、自分の闇を知り、自分をなだめる術を体得することです。そうするためにも、自分の闇を封印しないほうがよいのです。できれば、「闇仲間」をつくって、語り合えるといいですね。

▼看護は案外「健全」ではないのかも……

実は闇をもつ人が多い職種なのに、闇をもつ人が適性に悩むのは、看護という仕事のイメージが破格に健全だからなんでしょうね。私自身も、気づかずそのイメージに囚われていました。

そもそも看護というのは、非常に人間的な営みで、動物の世界ではほとんどありえない行為です。動物は、生存の見込みがない同胞は見捨ててしまう。親でさえ、育ちそうにない子どもにわざわざ乳を与えません。親猫が子猫に乳をやる姿はかわいいものですが、虚弱で乳を飲めず死んでいく子猫もいる……。それは人間から見るとかわいそうでも、彼らにとっては種を保存するための自然の摂理なのでしょう。

人間的であるというのは、実は自然の摂理に逆らうことでもあるのです。人間は、死に向かう同胞を助けようとする一方で、犯罪や戦争、さまざまな形で、無駄に命を奪う残酷さも併せもっています。たくさんの人を殺す人間という種の闇の埋め合わせとして、看護があるのかもしれないなぁ、と。妄想がちな宮子は、最近そんなことまで考えるようになりました。

ますます闇深し。でも、それと向き合い、時にかわし、折り合い、年を重ねていくのは本当に趣のある人生だと思いますよ。闇もあなたの一部。大事にもっていきましょう。

お悩み

11

医師に物言わぬ患者さん。思いを代弁したいのですが……

ある患者さんとその主治医の間で板挟みになって困っています。その方は多くの慢性病をもつ七十代の女性。以前から口数の少ない方で、**とくに医師の前ではほとんど話をしません**。それでもこの二、三年の間に身体の衰えが進み、**看護師には身体的な不調や不安を口にする**ようになりました。たとえば「血圧が高いからと薬を変えてくれたんだけれど、めまいが出てきた気がする。薬のせいでしょうか？」「息苦しくて目覚めてしまうんだけど、単なる風邪なのか、肺炎を起こしているのか、心配でたまりません」。このような場合でも、**医師には決して言わず、私たちにだけ話す**のです。聞いた看護師は、その不安を医師に伝えるのですが、**医師が本人に確認すると煮え切らない返答をする**ので、結局はそのままになってしまいます。彼女は彼女で、**私たちがうまく医師を促せない**ことにいらだっていて、双方から冷たい視線を感じます。**「立つ瀬がない」**とはこのこと。どのようにすれば、患者さんの気持ちをうまく代弁し、関係を調整できるのでしょうか。

（31歳・女性・外来）

あなたは「弱者である患者さんは、強者である医師に本当の思いを伝えられないものだ。だからその思いを聞き、医師にそれを代弁するのは看護師の仕事なのだ」と考えておられるのですね。たしかにこれは以前から看護師に求められてきた役割で、私もそれを受け入れている部分もあります。

しかしこれは、私の望む患者さんの姿ではありません。なぜなら私は、患者さんが医師にきちんと意思表示できないことが、なんとも歯がゆいからです。医師によく思われようと黙っている患者さんより、言いたいことをはっきり言える、そんな患者さんのほうが私は好きです。

一方で、患者さんの声に耳を貸さない医師にも責任はあるので、一概に患者さんを責めるわけにはいきません。しかし果たしてそれだけなのか？　患者さんの側に、弱者の立場に甘んじ、引き受けるべき責任を放棄する「ずるさ」はないのか。そんな思いもあるのですよ。

本当に気が弱くて言いたいことが言えないならば、代弁者になるのもやむをえないかもしれません。けれども自分のなかに「偉いお医者様」像を進んで育てて、がんじがらめになっている患者さんに対しては、「言いたいことを言ってもいいんですよ」と伝えていくことのほうが、親切なのではないでしょうか。

▼「弱すぎる」患者さんと「強すぎる」患者さん

最近では、強すぎる患者さんの自己主張に、医師が気の毒になる場面もあります。その最たる例が、「患者の権利」を「治してもらう権利」と信じて疑わず、完治が難しい病状に対しても、その考えを変えない患者さん。彼らは、医師が少しでも否定的なことを言えば「患者の気持ちがわかっていない」とキレるし、あくなきドクターショッピングを繰り返す方も出てきます。

医療に関する情報が増えるほどに、こうした患者さんが確実に増えていくでしょう。一面では、自己主張ができる患者さんが増え、「患者は弱者」という方程式が色あせて見えます。しかし、実際には、あなたが悩むようなタイプの患者さんも、いまだ多いのですよね。つまり、言いたいことを言う人は「そこまで言うか」というところまで言い、そうでない人は必要なことも言わない。この二極化こそが、私たちの悩みをさらに深めています。結局のところ、適切な自己主張ができる患者さんは今も少ない。このことがいちばん問題なのでしょう。

緩和ケア病棟に来る患者さんは、どちらかといえば権利意識の高い患者さんが多く、時にはそれが災いしたように感じます。手術が嫌で「手術をしないで治しましょう」という医師を探し求め、それが無理とわかったときには、もう手術ができないところまで進行していた……そんな方もいました。その患者さんは医療者に対して多くの説明を求めるのですが、お越しになった時点でもうよい内容の話はほとんどなく、たぶん不満だらけのまま最期を迎えられたと思います。

患者さんがいかに権利を主張しても、病状の進行が止められない事実は、いかんともしがたいものです。それに対して怒りをぶつけられるとき、医療者はとても孤独になりますよね。この部分は、医師も看護師も、もっと内輪で思いを語ればいいのになと思います。そのためにも、看護師自身が患者さんの言葉を絶対視しないことも大事です。患者さんが言っていることが無理な場合だってあるのです。

患者さんの「ずるさ」、看護師の「ずるさ」

厳しい言い方になりますが、看護師自身に医師への反感があって、患者さんの思いを武器に、代理戦争をしかける場合もあるのではないでしょうか。「あなたはこんなこと

それは本当に「患者さんのため」ですか?

も察せられないの」光線、「患者さんは医師には言わないこんなことも、私たちには言うのよ」光線。これを発したら最後、医師との関係は、こじれるほうに向かうでしょう。

実際、この患者さんが訴えている降圧剤とめまいの関係などは、本当に何とかできることかどうかはわかりませんよね。それを責める態度で取り次いだら、医師も気の毒だと思います。もちろん、あなたの言い方がそうだというわけではありませんよ。私のなかにも、こーゆー気持ちがありうる。そんな自戒を込めての言葉です。

繰り返しになりますが、大事なことなのでもう一回まとめておきます。「患者さんのため」に医師と対立するとき、看護師である自分自身が、常日頃から腹立たしい何かを重ねていないか。それだけは自分の腹の虫に確認してみましょう。だいたい医師に対して腹を立てずに働いている看護師なんて皆無に決まっている。私などはまさしくその一人。ついつい我慢してしまう話も多く、一度火がつくと、弾丸のように怒りたくなります。だから、重ねて怒りたくなるところまでは、自分に許しています。ただ、それはやっぱり、セーブしなくちゃ。間違っても、これを好機と患者さんのためにがんばりすぎるのは、患者さんのためにもなりません。

人間関係は相互的なものなので、どちらか一方だけが悪いということはそうそうないものです。医師に対してものを言えない体制ができているとすれば、患者さんや私たち看護師にも、それを支えてしまっている一面がおそらくはあるのです。

波風を恐れて、言いたいことを私たちに言わせようとする患者さんは、やはり「ずるい」面をもっています。その代弁者を買って出てしまっては、その「ずるさ」に荷担するばかりか、「患者さん」の陰に隠れて自らの主張を行なう「ずるさ」を引き受けることになるのです。

このように思う一方で、私も気づくと一肌脱いでいます。繰り返される後悔と反省。それでもこだわっていきたいと思います。

お悩み
12

聞く耳もたぬ医師、裁量権のないワタシ。

医師との関係に悩んでいます。患者さんの様子がいつもと違っていた日。予約の検査はキャンセルしたほうがよいと申し出たのですが、あるベテラン医師は、**聞く耳をもちません**でした。案の定、途中で体調が悪くなり、結局検査は遂行できませんでした。また別の医師は、患者さんの病状変化にいつも動揺し、**適切な指示が出せません。**夜間など彼しか医師がいないときには、これまでの経験から、やむをえず私が処方や処置を提案することになります。これが繰り返されたためか、今では私を**露骨に煙たがる様子が見てとれます。**こうしたことが積み重なり、私が医師だったなら……と思うことがしばしばです。**看護師には裁量権がありません。医師はどんなに出来が悪くても、その権利をもっています。**そのことはわきまえたうえで進言しているつもりです。それでもまったく意見を聞き入れてもらえないとしたら、いったい**看護師は何のためにいるのでしょう。**無力感と腹立たしさを感じます。

（30歳・女性・外科）

ご質問の文章だけから具体的な場面と、医師の判断を類推することは不可能ですが、そのディテールはこの際本質的な問題ではないのでしょう。あなたがこのように感じるまでには似たような場面がうんざりするほど繰り返され、あなたは相当に嫌気が差している。そんなお気持ちが透けて見えてきます。

▼医師としてダメなのではなく、人間としてダメなのだ！

お答えを模索する前に、私自身の経験をお話ししましょう。私は内科に九年いたあと、精神科に異動し、十年を越えました。途中から緩和ケア病棟を兼務してこれも数年になります。二十年以上働いてくれば、出会ったすべての医師が平均以上だったとは言えません。診療の能力にも、人間性にもばらつきがあり、時には顔を見たくない医師もいましたよ。

それでも何とかやってこられたのは、医師に対して人格的に立派であってほしいとか、尊敬される人間であってほしいとは考えなかったからでしょうか。この感覚は今でも変わらず、私が医師に求めるのは、何より「常識的な職業人である」こと。常識的な職業人であれば、職務の遂行に必要な知識、技術を身につける努力はするでしょうし、不足があればそれを自覚し、周囲の助力を受けるでありましょう。かつ、マナーをわきまえた対応もできるはずなのです。

けれども残念ながら、この基準すら満たさない医師がいます。これはもう、医師かどうか以前に、私にとっては人として圏外なのです。こう感じるときの私は看護師として嘆いているのではありません。人間対人間として、ダメ出しをしている。看護師対医師の構造でとらえないので、看護師という仕事への無力感にはつながらないのでしょう。

▼キョーレツ！　私が見た、ダメ医師ワースト3

遠い昔にかかわり、もう時効になった実例を出してお話ししましょう。

●十日間の夏休みをとる前、受け持っている患者さんに「休暇がおじゃんになるから、僕が帰ってくるまで悪くならないでね」と念押しして回った医師。患者さんは非常にショックを受け、不安になり、留守を任された別の医師は大変だった。

●コミュニケーションをとるにはスキンシップと固く信じている医師。とくに女性に対して頬ずりをして、苦情が出たことがあった。「頬ずりは過剰なスキンシップだからやめるように」と指導医から注意を受けたところ、今度は手の甲にスリスリする。抽象化能力が極端に低く、一を聞いても〇・一くらいしか理解できない人だった。

●とにかく横柄で口汚いキレる系。医師同士だとかろうじて普通に会話するが、患者でも看護師でも、その他の人に対してはつねに命令口調。気に入らないことがあると患者さんの前でも「バカ婦長！」「バカ看護婦！」と怒鳴り散らす。患者さんのことをバカ呼ばわりして、苦情が寄せられたこともある。

今すぐに思い出す例はこの三つです。他にもたくさんありましたが、この三つはキョーレツですね。病院という組織は、医師にはかなり甘く、専門的な技術や知識の点では指導が入っても、「お行儀」レベルの指導はなかなか行き届きません。本来ならば指導医がきちんと指導することだと思いますが、腹に据えかねた看護師が叱りとばすのがせいぜい。これが現実ではないでしょうか。

そんななかでもこの三人は、何度か指導医の指導が入り、気づけば私の目の届かないところへ散っていきました。思うに、こうした医師内部の自浄作用も、時と場所によってものすごく違いますよね。指導が細かい集団と、ゆるゆるの集団。あなたの職場は後者なのでしょうか。

無力感の原因は「看護師だから」ではありません。

▼「怒り上手」になったほうがきっとお得です

ともに働く医師であれば、まともな感覚をもっていてほしいと願うのは、私も同感です。しかしなかなかそうはいかない。あなたが腹を立てるのももっともです。実は年齢が上がるほどに、こらえ性がなくなっている宮子は、嫌な態度をされると露骨に腹が立つ。以前は周りの雰囲気を悪くしないように我慢する方向にがんばりましたが、最近ではその努力を放棄しています。腹が立ったら、できるだけ相手にそれを伝えたい。周りにもそれを共有してもらいたい。結果として短気、愚痴っぽいと見られたとしても、黙っているのはしゃくだ、と。そんな気持ちになっているのです。

ただ、ここで気をつけているのは、自分が看護師だからこんな目に遭っているとは思わないこと。初めにお話ししましたが、こーゆー医師は人としてダメなのであって、どんな職業についても起こりうる話です。それを看護師としての無力感、と感じる気持ちはわかるけれども、そう考えない方向に気持ちを引っ張りましょう。それと、自分が腹が立っている事実をしっかりと認め、患者さんのために怒っている、とすり替えないようにしましょう。たとえ実際に患者さんに対して不利益があったとしても、それに対しての怒りは、あなた自身の感情です。この事実を認め、その怒りを肯定しないと、なお無力感が募るでしょう。

医療行為において看護師に裁量権がないとしても、不適切な医療行為をした医師を怒る権利はあるのです。お粗末な医師に対しては、どんどん怒ることをお勧めします。その際の配慮としては、患者の前で露骨にやらないことと、八つ当たりをしないことくらいでしょうか。二人きりになったら、そのときがチャンス。私はまだ、そのチャンスで黙ってしまう弱さがあるので、その克服が今後の課題です。

怒る怒ると書きましたが、要は言いたいことをきちんと伝える。このことが大事なんですよね。言葉はあえて荒げる必要もありません。けれども荒げることを恐れすぎることもないのです。向こうはおそらく、こちらには気を遣っていません。気遣いがないからこそ、腹も立つのでしょう。考えれば考えるほどに、怒り上手になる大切さがクローズアップされてきませんか？　お粗末な奴はどこにでもいる。割り切るべきところは割り切って、あっけらかんと怒りましょう。怒ったほうが嫌になりませんよ、きっと。

お悩み
13

「受容と共感」って、ホントにホントに可能なんでしょうか？

看護師は受容と共感を強く求められますよね、「ありのままのその人を受け止める」「患者さんの気持ちに寄り添う」というように。でもそのことが**本当に可能なのか、無理なんじゃないか、**とニヒルな気持ちになっている自分がいます。

きっかけは、ある患者さんとのやりとりで、**「健康なあなたに私の気持ちはわからない！」**とキレられたことです。私の言い方もきつかったかと反省もある一方で、「それを言われちゃ、おしまいだな」と、気持ちが萎えてしまったのですよ。

以前から、つらそうな患者さんに声をかけるのは苦手なほうでした。「つらそうだな」と思っても、それを**「同情」とられるのではないか**と思うとうまく表現できず、結局はうまく声をかけられません。それでも、つらい思いを話されたときには、**「つらいんですね」と教科書どおりの形から入って、**何とか思いを聞いてきたのです。しょせん受容と共感なんてありえないなら、それも**偽善的な自己満足にすぎない**のか……。患者さんとかかわるのが、つらい今日このごろです。

（26歳・女性・透析室）

うーん。これは私にとっても、かなり本質に触れる問題ですね。実は私自身、あなたのお悩みは頭の隅につねにあります。これを話すには、私自身の幼少期の体験にまでさかのぼらなければなりません。

▼「わかってもらおうは乞食の心」

私の母は物書きで、私が生まれる一九六三年より前から、性差別に反対する運動をしていました。男女の差別が今より激しかった時代ですからね。論陣を張るのも根性が必要で、結果として、その舌鋒も非常に鋭かったのです。これは母だけでなく、当時の主張する女性は皆そうだったのです。

私が小学校低学年だったころ、他愛もないことから母に突っかかり、「お母さんはわかってくれない!」とわめいたことがありました。すると母はものすごい剣幕で、「あっちゃん。わかってもらおうなんて、乞食の心なのよ。わかってもらいたかったら、わかるように話しなさい」と怒鳴り返されたのです。

「乞食」とは品のよい表現でなくてごめんなさい。でもこの言葉には実は出典があって、田中美津さんという母より年下の女性解放運動家が、最初に使った表現なのです。

彼女が言いたかったのは、「わかってください」と控えめな態度に甘んじるのではなく、自分たちが表現したいことは、対立を恐れずがんがん言いなさい、ということ。これは、対立を避け自己主張を控えるのが女性らしさとされた時代への、まさにアンチテーゼだったのです。

それにしても、こんなことをですね、年端もいかないわが子に言う親ってすごいでしょう？　幼い私がそれをどう理解したのか、今となっては皆目わかりません。ただ、私のなかにはつねに、自分のことをわかってもらおうと思ったら、それなりの努力をしなくちゃいかんな、という感覚はあります。大人になるにつれて、もとからの感覚の違いや利害関係によって、わかり合うにも限界があることも知りました。

結局のところ、私は母の言う「わかってもらおうは乞食の心なのよ！」という言葉を、実践して生きているといえるでしょう。

たとえ親子でも、夫婦でも、やっぱり他人です。自分と同じ感覚ではありえません。だからきちんと言葉で伝えないと、わからないことはあるのです。

さすがに患者さんに対して、「わかってもらおうは……」とは思いませんが。さりとて医療者の一方的な努力で、受容と共感を含めたよき人間関係が成立するものではありません。医療者として、相手を理解する努力を続ける一方で、患者さんも可能な範囲で努力してもらいたいと願わずにいられません。

結局わからなくたって、開き直っちゃおしまいよ！

私の悩みとは、この私にとっては当たり前の感覚が、医療者としては冷たいのだろうか、ということです。看護師になりたての二十年前は、今よりもっと奉仕の感覚が求められたものです。それゆえ悩みも深く、その分、自分が「他人のことなんてわからないんだ」と開き直って、考え、悩むことをさぼっていないかを点検してきました。そしてその習慣は今も続いています。

あなたがつらかった場面を私なりに解説すると、あなたが患者さんの気持ちを本当にわかることはありえません。でもそれを言ったら、それを言われるあなたのつらさだって、患者さんにはわからないんですよね。どうせ他人なんだから。とどのつまり、いかにわからないか、という話をしはじめたらそこには何も生まれません。「それを言われちゃ、おしまいだな」というあなたの感覚は、まさに正しいのです。

そんな言葉は人間関係の「ファール」として受け流し、可能な努力は続けたほうがよ

他人のことはわからない。けど、そこで終わっちゃつまらない。

いでしょう。私も以前同じようなことを患者さんから言われ、「結局はわからないのだろうけど、わかろうとする努力はやめません」と言い返したことがあります。こちらの思いが通ずる理性はない人でしたが、その決意表明をしたことで、私自身が落ち着けました。

また、どうにもわからない、受け入れがたい場面があったら、それを無理に受け入れようとがんばらず、「なぜそうなるのかなぁ〜」と頭のモードを切り替える。いわば「場を解釈して知的好奇心を満たす」方法もありではないでしょうか。つまり、受容と共感は心の問題だけではなく、頭の問題でもあるのです。

▼「同情」はいけないのでしょうか?

最後に、患者さんへの声のかけ方ですが、同情だっていいんじゃないでしょうか。「同情なんてよせ!」というありがちな台詞に代表されるがごとく、「同情」には相手を見下すようなニュアンスがあるのでしょうか。私も以前はそう思っていた気がします。でも最近になって時折、しみじみ患者さんがかわいそうで泣けてしまうんです。これって、絶対に同情だと思う。だって理屈はないですもん。時には患者さんやご家族の前でも泣けてしまいますが、今のところそれで事態が悪くなったことはありません。むしろしみじみとしたいい時間が流れたように思うんですけどね。

以上言いたいことを書いてしまいましたが、多少お役に立つ部分はあったでしょうか。悩み盛りのお年頃とお見受けします。受容と共感という錦の御旗そのものに虚無感を感じたあなたの感覚は実に正しいと思いますよ。看護師はまじめだから、多少ぐれることも大事です。でもそこで終わっちゃつまらない。その先にぜひぜひ切り込んでいってくださいい。「受容と共感なんて無理」というのは、「人間はいつか死ぬ」とわざわざ言うのと同じ。人間はいつか死ぬ。でも、だから医療はいらんという話にはならないでしょう？その時々で、ベストを尽くせばいいのではないでしょうか。

お悩み

14

どうすれば「できるナース」になれますか?

私はもともと物覚えが悪いところがあるのか、なかなか**仕事を覚えられずに周囲に迷惑**をかけてきました。**何度もやめようと思いながら三年目**になって、ようやくひとどおりの業務がこなせるようになったところです。

それでも毎日時計とにらめっこしながら仕事をこなしています。患者さんの訴えに耳を傾ける暇がない一方で、医師の機嫌を損ねないように、**意思を曲げて返事することもしばしば**です。でも、私よりひと回り年上の先輩ナースは、患者の訴えによく耳を傾けるだけでなく、**時に医師の命令をやんわりと否定する**こともできます。同僚や医師の信頼も厚く、どんなに**気難しい患者さんともうまくやっていける**ように見えます。私もできれば先輩のようなお手本となるナースになりたいと思います。私と彼女の差はいったい何なのでしょうか? 私のように**覚えが悪い者でも、先輩のような「できるナース」になれる**ものでしょうか?

(25歳・女性・外科)

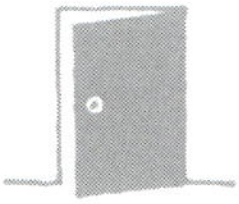

その先輩はたしかに「できる」先輩なんですね。その「できる」中身を見てみると、患者さんにやさしく、医師に対してもきちんと自己主張できるという点が大きいようです。そしてそのベースには的確な技術と知識がある。だからこそ余裕をもって患者さんとかかわり、自信をもって自己主張できる。まさに理想の看護師だといえるでしょう。

▼私もデキませんでした。焦ることはありません!

あなたのひと回り以上年上といえば、四十歳前。私よりも若そうですが、たぶん経験二十年を迎える私よりもずっとずっとできる人だと思います。んんん。書いているうちに私も落ち込んできました。私はそうはなれなかった……。

もっとも、管理職になった今、ストレートに「できる」看護師かどうかという問いかけはしなくなりました。管理能力を問われるつらさはあれど、そのことにいささかの安堵を感じているのが、今の私です。なので、できる看護師になれないコンプレックスを引きずる一人として、あなたのお悩みを一緒に考えてみたいと思います。

看護師三年目というと、かなり物覚えが悪い人でも、何とかひととおりの仕事がこなせるようになるころですよね。これは私自身が物覚えが悪く不器用だったので、実によくわかります。この先おそらく、少しずつ余裕が生まれ、患者さんの言葉に耳を傾ける時間も出てくると思いますよ。すぐにとはいかなくても、焦ることはありません。

この点については、私もそうだったので、自信をもってお伝えできます。くれぐれも短気を起こして辞めないように。覚えが悪い人ほど長く勤めないと、叱られ損で終わってしまいます。

若いから許されるうちに、いろいろ経験しておくべし

一方、問題は相手の気分を害さずに自己主張ができるかどうか。これはいわゆる「アサーティブネス」の問題ですね。これについては、人間同士の相性もあれば、もって生まれた雰囲気もあり、経験を重ねれば必ずよくなるものでもなさそうです。

ただし、劣等感や引け目があると、人間って防衛的になりやすいものです。その際おどおどした態度になる人もいれば、反論を受けないように攻撃的な言動を繰り出してくる人もいる。少なくとも、自分にほどよい自信がある人のほうが、いい感じの自己主張をしやすい。これは事実だと思います。

その意味では、経験年数を重ねて、自分の仕事に自信をつけていけば、少なくとも今よりましになる可能性は高いといえるでしょう。

私は内科、神経科、緩和ケアと慢性期の病棟で経験を重ねてきました。ただ、外科系の医師はなんとなくこわそうなイメージがあり、先々不安だったりもします。それでもこの間の変化を見てみると、全体としては、まあまあ医師とうまくやっていけるようになった気はします。言うべきことは言い、すべて言うなりにはなっていない、かな。

でもね、なかには自分が言うとおりにならないとキレる人もいますから……。医師との関係については、円満かどうかよりも、病棟がうまく機能しているか、それが価値の基準だと思うようになりました。

アサーティブであることを目指すのは大事。でも、若いうちからあまりうまくやろうとしないでいいですよ。とくに医師との関係では、いきなり「やんわりと否定」の境地を目指さなくてよし！ その先輩だって、若いころは喧嘩してたかもしれません。

実際、世の中には、若いから許されることって、たしかにある。勢いで衝突するのも、時にはありでしょう。

あこがれの先輩の背中を追いかけるべし。

現役でいれば、追って追われて成長します

見方を変えると、それだけ素敵な先輩が身近にいるのって、ものすごくラッキーなこと。「こうなりたいと思える先輩がいない」と夢を失い、職場を去る若い看護師も、たくさんいるのではないでしょうか。せっかくですから、彼女の素敵さをほめたたえ、どうやってその境地に達したのかを聞いてみてはいかがでしょうか？　たぶん彼女はそれまでの苦労も、率直に語ってくれると思うのです。

私も就職したとき、たくさんの素敵な先輩がいて、その人たちに近づきたいと思ってがんばりました。一年上の先輩も、ものすごく仕事ができるように見えたものです。そして、今その人たちの姿を思い出してみると、二十年働いてもあの境地には達していない。そんなふうに思うのです。

それでも後輩のなかには、こんな宮子の仕事をほめてくれた人もいたのですよ。「宮子さんみたいに、てきぱきと明るく働けるようになりたい」と言われたときには、うれしくて涙が出たものです。それでもやっぱり、私が世話になった先輩の足元には及ばないと、ずっと思い続けているのです。

人間の記憶は、その記憶の当時のままで、そのインパクトが変わることはありません。就職当時に見た先輩たちの「で、できる！」という感動は、自分がそれより遥かに経験を重ねても、変わることはないのです。

したがって、あこがれの先輩は、いつまでもあこがれの先輩で、絶対に追い抜くことはできません。だから今でも、就職当時二年目だった先輩の仕事ぶりに、今もかなわないような気がする。さすがにそれはないと思いつつ、感覚は変わらないのです。

普通に働いていけば、あなたもきっと成長します。そして素敵な先輩にたくさん指導してもらえば、素敵な先輩になると思いますよ。そんなあなたを慕ってくれる後輩も、きっと出てくることでしょう。だから、大丈夫。

それを励みに、その先輩の年齢に達するまで、まずは現役でがんばってみましょうよ。実はこれがいちばん大変なことかもしれませんよ。

お悩み

15

補助的業務や事務ばかり。外来に「看護」はあるのか!?

家庭の都合で夜勤ができません。そのため病棟経験がないまま、外来での勤務が長くなっています。患者さんとのかかわりを求めて看護師になりましたが、外来にはそんな余裕がありません。患者さんをできるだけ待たせないように、てきぱきと医師の診療介助をするのがやっと。**自分の思い描いていた「看護」とはほど遠い**のが現状です。

先日も、**若くしてがんを再発した女性が、ショックで泣きじゃくっていました。**主治医も配慮ない言い方をしたようで、見捨てられたような印象をもったようです。とりあえず空いている部屋に移ってもらい、**そばについていてあげたいと思いながらも、他の仕事に追われてできませんでした。**気がついたら帰ってしまっていて、それ以来、ずっとそのことが気になっています。忙しかったからつけなかったのは事実ですが、ついていたとして、**自分はなんと声をかければよかったのでしょう。**病棟で悪性疾患の患者さんとかかわっていないせいもある気がします。果たして外来に看護はあるのか? **外来経験だけの私は、看護をしてきたと言えるのか……。**自分のキャリアにも、自信をなくしています。

(30歳・女性・外来)

自分がしている仕事は果たして看護なのか。あなたは外来勤務のなかでこの思いを強めておられるのですね。けれどもこれは、病棟で働いていてもしばしばわき上がる疑問なのです。

看護らしからぬ仕事でも

新人時代、私が働いていた内科病棟には、軽症患者さんの清拭や足浴などの直接ケアにかかわるベテランの看護助手さんがいました。見ようによっては、生活指導や注射などの、けむったい行為を行なわない分、患者さんからは非常に慕われていて、時にはうらやましく思ったものです。

また、新人でろくな働きができない時期には、私よりも彼女のほうがはるかに保清の援助もうまかった。看護師である自分は看護ができず、彼女のほうが看護ができている。そんなふうに考えて落ち込む場面もしばしばでした。

そして管理職になった今は、看護の主役はスタッフ。人手が足りないときには清拭にも、入浴介助にも入りますが、あくまで補助的業務の感はぬぐえません。管理業務といえば聞こえはいいが、実際には伝票を書いたり書類を作ったりの、事務業務ばかり。これって、事務員さんでもできるよなあ、と思える仕事が大半なのですよ。

けれども私は、自分が看護をしていないとは決して思いません。看護師がする仕事はすべて看護。たとえそれが他の職種に可能な業務であったとしても、看護師がすれば、それは看護業務。二十年働いてきて、胸を張ってそう言えるようになりました。ひょっとしたら、年をとって図々しくなっただけかもしれませんが、この開き直りがあってこそ、私はそこそこ楽しく働いていけるのです。

▼「誰にでもできそうな仕事」はどの世界にも

これは世界のジョーシキですが、看護師はとってもまじめな人種です。だからこそ、看護のプロというからには、看護師でなければできない仕事をつねにしていなければならないと思いつめてしまうんですよね。しかし実際には、専門職と呼ばれる仕事をしている人でも、誰でもできそうな業務からは、そうそう逃れられません。

たとえば企業の技術者である夫は、半導体関連の仕事を専門的にしていますが、職場のゴミ捨てや鍵かけ当番もしています。そーゆー仕事をするからといって、別に自分のプロ性が否定されるようには感じない様子。そんな彼に、「看護師たるもの、看護師でないとできない仕事をしなければ」という熱き思いを語っても、「世の中は雑用がつきものです。あなたの周りにいる医者という人たちがしなさすぎるから、あなたたちに雑用が回るんでしょ？　みんなで少しずつするようにすればいいんじゃないですか」と、実にジョーシキ的な言葉が返ってくるのです。

これは実際、かなり当たっていると思いませんか？　私たちが「看護ができない」と感じるとき、それは、実は医師から降りてくる雑用に腹が立っているとき。私の場合は、まさにこれですね。「点滴を入れます」と一言言えば、薬液のボトルに輸液セットと針がついてさっと出てくるのが、医師の処置。この準備を少し医師に分けて、看護師が患者さんのそばについていられたらと、よく思ったものでした。

今では、医師が使うパソコンの世話やプリンタのインク補充、コピー機のトナーカートリッジ交換までが、私の仕事になっています。「コピーが薄くなってうまくとれないんだけど……」と医師の声。「で？」と言い返したくなる宮子ですが、説明するほうが面倒なので、ついつい自分でやってしまうのです。

看護師がすることは、すべて「看護」です！

患者さんの直接ケアがあるという意味では、まだ看護している実感はあるのでしょうが。その他の雑用が多いという意味では、病棟の仕事も大差ないのです。

▼何もできなかったと感じても、きっと何かはできている

　また、今回ご相談の場面は、実際非常に難しい状況だと思います。「忙しかったからつけなかったのは事実ですが、ついていたとして、自分はなんと声をかければよかったのでしょう」と悩むあなたは、非常に誠実な人ですね。私だったら、自分の無力さを認めず、ひたすら忙しさのせいにしてしまいそう。そこを、忙しさのせいだけにせず、自分にできることとできないことをきっちり考える姿勢に、感動しました。

　うちひしがれている患者さんに声をかけるのは、本当に難しいことです。ましてや若くしてがんが再発し、見通しが明るくないとなれば、何を言ってもかえって気持ちを逆なでするのではないかと、慎重になって当たり前です。もし私があなたの立場なら、「大変ですね」「お察しします」という程度で、多くを語らずそばにいるだけになるかな。

　一方、患者さん自身がどうしてほしかったかと考えると、これもまた難しいところです。医師の言葉が足りないならば、それを看護師に補ってほしいと考えるかもしれませんが、ひとりにしてもらってうんと泣きたいと思うかもしれない。少なくとも、あなたが空いている部屋に彼女を案内し、少し落ち着く時間をもたせてあげたのは、大切な援

助だったと思うのです。

あなたが何もできなかったと感じる場面でも、なにがしかのかかわりはもてているのです。「外来に看護がない」とまで思いつめる必要はないのではないでしょうか。何より、あなたが今、夜勤ができず、病棟勤務が難しいと考えているならば、今の職場でできることを考えるしかありませんよね。反省は必要だけれども、今の仕事をあまりに無価値と考えると、出勤する力も枯渇するでしょう。事実、あなたはがんばっているわけですし。「何かしてあげたい」という気持ちをもち続ければ、大丈夫です。

外来は病院の顔。素敵な笑顔で患者さんを迎える。それも大事な看護です。

お悩み
16

患者さんからセクハラ、告白、どうしよう……

清拭のとき、ある患者さんが胸や腰のあたりに触れてきます。認知症の疑いもある八十代の高齢男性なので、**セクハラと断定もできません。**結局は、「よくわかっていないのかも」と自分に言い聞かせ、「こんな年上の男性をとがめたら申し訳ない」と思い、がまんしています。先輩に相談したところ、「**あなたにスキがあるから**そんなことになるのではないか。接し方に注意しなさい」「相手はわけのわからない人なんだから、あなたのほうで気をつけて、**それくらいはがまんしなさい**」と言われてしまいました。

そんな矢先、別の若い男性患者さんから「**つきあってほしい**」**と告白されました。**やんわりとお断りしたのですが、その後もしつこく交際を迫られて、どのように接していけばよいのか困っています。このようなことが続き、「なんで自分だけがこうなるのか」と不運を嘆きたくなる一方で、やはり**私にも問題があるのか**と滅入っています。やはり私にスキがあるのでしょうか。

（25歳・女性・回復期リハビリ病棟）

これは災難続きで大変ですね。こうしたときは職場を離れたらなるべくそのことは忘れて……といっても、なかなかそうできませんよねえ。そんなあなたの気持ちが少しでも晴れるよう、まずは初めの例について、やや過激な原則論をお話ししたいと思います。

▼「スキがあるから」は間違い！ あなたのせいではありません

まず、「あなたにスキがあるからそんなことになる……だからがまんしなさい」というあなたの先輩の考え方は、基本的に間違っています。でもこれはあなたの先輩だけが誤っているのではなくて、世の中全体に蔓延している誤りなのです。この背景には、「きちんとした身持ちの堅い女子は、男から不埒なことはされないものだ」という貞操観念的なものがあります。

でもこれは大きな間違い。世の中には年端もいかない無力な幼児や、身動きできない老人や障害をもつ女性に手を出す男性もいるのです。このような例では、むしろ性的な魅力を発散しているかどうかよりも、拒否できない状況かどうかが問題になるとも見えます。その見地からすると、がまんするのではなく、むしろはっきり「嫌なものは嫌。

絶対にやめてほしい」と意思表示できる環境をつくるのが、セクハラ防止に有効と見ます。

あなたも感じているように、相手の理解度が把握できないもどかしさはあるかもしれません。でもね、実際には故意か事故かなんて、この際どうでもいいんです。大事なのは、はっきりと拒否を伝えること。「胸を触るのはやめてください」「腰に手を回さないでください」とその場で言いましょう。相手がどこまで理解できているかという判断は不要。あなたがしてほしくないことをはっきり伝えればいいのです。

いちばんコワイのは、セクハラにノーと言えない無力な環境ができてしまうこと。先輩のような考え方の人がいるのは、本当に残念な話です。そのような状況では、セクハラにあっても相談できないスタッフもいるかもしれません。あなたはあなただけと思っているけれど、他にも同じような目にあっている人がいるんじゃないかな。さりげなくリサーチしましょう。

もしもあなたがすごくセクシーだったとしても

それでは、もしあなたがすごくセクシーな印象の女性で、あなただけが特別男性から関心を寄せられる人だった場合はどうでしょう？　若い男性から「つきあってほしい」

と言われたことで、あなたは少し自分にもスキがあるんじゃないか、とよけいに落ち込んでいるのではありませんか？　「すごくセクシー」は極端にしても、魅力的な女性ではあるのでしょうね。

その場合でも私の基本的な考え方は変わりません。やはり私は不埒なことをする男性のほうに責任があると思うんですよ。だって極端な話、公園の花が盗まれたときに「きれいな花に責任がある」なんて誰も言わないでしょう？　豪邸に強盗が入ったときに、「これ見よがしにでかい家に住んで外車を駐めてるから悪いんだ」なんて言いますかね？(腹のなかで思う人はいるかもしれないけど。それを口に出すのは下品なこととされています）　これがなぜ女性が対象になった犯罪についてだけ、その対象になった人の責任が問われるのか。これはやっぱり、明らかな女性への偏見だと思うのです。

また、この背景にあるのは、男性はスキさえあれば女性に手を出したいものだ、という野獣性の肯定にほかなりません。これについては、男性はいったいどう思っているのでしょうか。自分が男性だったら、こんなふうに見られるのは嫌ですけど。認知症になって、抑制がはずれた人と、正常な男性が同列に見られているような今の状況って、男性にも気の毒なんじゃないでしょうか。

「男は山に来るな」!?

人として許されないことはきっちり伝えていくのが、相手の人間性を尊重すること。その意味からも、許せないことは許せないと伝えるのが、患者さんへの親切だと思います。

▼発想の転換で「当たり前」を見直そう

以上フェミニストモードで回答してしまいましたが、実は私の基本には、このようにフェミな部分があります。母がフェミニストの親分的な人でしたので、幼いころからそうした考え方のもとに育ってきました。三つ子の魂百までといいますが、ある年齢に達して指導的な立場に立ったときに、自分の行動指針を見直すと、こうしたとんがった部分を自覚して、びっくりすることがあります。

小さいころ聞いた母と若いフェミニストの会話で印象に残っているのは、「痴漢にあうから女は夜道を歩くなと言うのは間違いだ。そんなに男が危険な生き物なら、男を家から出さないべきだ」というようなやりとりでした。あるミニコミ誌に出た「男は山に来るな！」という文章がそのきっかけだったと記憶しています。この記事はなぜか今も鮮明に記憶していて、「山道は暗くて危ないから、女性が来るなと言うのはおかしい。危険な存在である男性のほうを入れないようにしろ」という内容でした。

これはこうした決まりを作れという要求がしたいのではなくて、ここまでお話ししてきたような女性と男性の性にまつわる偏見そのものへの、強い異議申し立てだったんですね。大人になって私も、一見荒唐無稽な提案をすることで、「当たり前」と流してきたものごとを見直してもらう、そうした働きかけの大切さがわかるようになりました。大事なのは、おかしな現実に慣れてしまわないこと。そんな自分に活を入れるためにも、「男は山に来るな！」という発想をもつのは大事だと思うのです。

最後は観念的な話になってしまいましたが、あなたのお悩みは実は、女性が長年悩まされてきた問題であり、看護師としてどうよ?という狭い問いに終始してしまうのはもったいない話です。いっそ、看護とフェミニズムについて考えてみては。降りかかるお悩みの価値を高めるのもまた、一つのやり方ですよ。

お悩み 17

生理的に受けつけない。かかわりたくない患者さん

どうしても生理的に受けつけない高齢の患者さんがいます。これはもう**相性の問題でどうにも克服できない**ことのように思います。これまでに患者さんとのかかわりでうまくいかないこともたくさんありました。けれども、ここまで悩んだことはありません。同じことをされても、**他の患者さんだとがまんできるのに、その人がすると心からげんなり**してしまうのです。

そんな思いでいるときに、つい先日、その方が夜間せん妄になり、ベッドから転げそうになりました。何とかなだめようとしているとき、その患者さんに**みぞおちのあたりを蹴られてしまいました。**一瞬息がつまり、思わず片膝をついてしまうほどの痛みでした。親に叩かれたこともない私はこうした暴力に合うと、とまどってしまいます。今はせん妄は治まったのですが、**そのとき以降ますますその人が嫌になりました。**でも、「生理的に受けつけないから」という理由で担当を代わってもらうわけにもいかず……。その人とかかわるたびに、**毎日の勤務がおっくう**になっています。

（25歳・女性・外科系病棟）

今のお気持ちお察しします。生理的に好きになれない患者さん。これは実際、どの看護師にも実はいるんだと思います。私ももちろん例外ではありません。あるとき同期の看護師と話したときに、それをあらためて確認し、ホッとしたことを思い出しました。あなたが受けつけない患者さんがどのような人なのか具体的にわかりませんが、その内容は実はどうでもいいのでしょう。「受けつけない」という感覚はとてもわかります。私の場合はこんな患者さんでした。

▼私にもいた「生理的に受けつけない」患者さん

その方は七十代の男性で、アルコール依存症と躁病があり、そのときは鎮静を図っている時期。しかし、鎮静剤を使うとパーキンソン症状が出てしまい、一時期寝たきりに近い状態になってしまったのです。しかし、足は震え、立位もままならない状態でも、彼はトイレでの「立ち小便」に固執し、絶対に座ってしてはくださいません。その結果、私は彼の背後に回って彼を抱きかかえ、彼に代わっておちんちんを持って上げる形で、排尿をさせるしかなかったのです。

誤解しないでくださいね。私は患者さんのおちんちんに触るのなんて、なんとも思いません。ただ、その場面に関してはものすごく嫌で、泣きたいほど情けない気持ちになってしまいました。それはそこに至るまでの彼と私の関係性の問題だったというほかないでしょう。私はあなたと同じように、彼に対して「受けつけない」という感覚をもっていました。具体的には彼が看護師に対してする命令口調が、腹立たしくてならなかった。「お茶持ってきてくれ」と言われるだけで腹が立つ。態度に出さないよう努めてはいたものの、それはまさに苦行というほかないかかわりでした。

▼「感情」について話し、負のスパイラルを断つ

この話を同期のスタッフにすると、実は彼女も「生理的に受けつけない」患者さんがいると打ち明けてくれました。彼女の場合は、過換気発作などのヒステリー発作を起こす男性が、どうにも受けつけないそうです。それとわからないくらい、彼女は自然に、そうした患者さんにもかかわっているんですよ。でも、それは本当にかなりの忍耐と自制を彼女に強いるかかわりであり、「できることなら誰かに代わってもらいたい」としみじみ言っていました。

私もタイプは違えど、その感覚は実によくわかります。以後二人の間では取り引きが

成立し、耐えがたい患者さんは互いに打ち明けあって、大丈夫なほうがかかわるようにしていく話となりました。勤務の関係で、いつもこのような取り引きができるとはかぎりません。実際には「受けつけない」患者さんをお世話する機会はたくさんあるでしょう。けれどもこうした話ができただけでも、ものすごく気持ちが軽くなったものです。

常日頃、看護師もフツーの人間ですよ、とプチ開き直っているつもりの私ではあります。しかしその実、このような患者さんを前にすると「ここまで患者さんが嫌になってしまう自分って、看護師としてどうなんだろう」という引け目がむくむくとわき上がるのです。そしてその葛藤に苦しんでは、その患者さんのなかに「自分が嫌ってももっともだ」と思える理由を探してますます嫌いになったり、周囲に愚痴を言いすぎては自分が嫌になったり。だいたい自分で自分を、さらに苦しくしてしまうのです。

あなたも、今の自分の気持ちを誰か仲間に話せませんか？　その人の嫌なところを事細かに話すのではなく、あなた自身の感情について話すのです。きっと同じような感情に悩んでいる人はたくさんいると思います。具体的な手だてはなくとも、気持ちが楽になるかもしれませんよ。そして自分の感情を受け入れてしまうと、「それはそれ、これはこれ」と冷静に対処できるようになるものです。

「受けつけない患者さん」から自分が見える。

▼つらいけど、「なぜ受けつけないのか」考えてみる

この患者さんとのかかわり、そして同期との語らいで得た収穫は、「受け入れられない患者さんを通して、自分の価値観が透けて見えるのだな」という発見でした。

私は幼いとき母から、「結婚するなら、好きなものよりも嫌いなものが一致している人がよい。それから、一番ではなく、二番目に好きな人とするのがよい」と言われた記憶が鮮明に残っています。「二番目……」はともかく、前者の話は本当だな、と思う。

好きなものの多くが趣味のレベルの話であるのに対し、嫌いなものの多くは、価値観にかかわる話なのではないでしょうか。私が彼を受け入れられなかったのは、結局のところ彼の男尊女卑なマッチョ思想が、どうにも受け入れがたかったのです。彼の立ち小便への固執は、私にとって彼の男性原理への固執の象徴だったのでしょう。それを察知すればこそ私はどうにもそれが受け入れられなかった。あとから考えるほどに、あのときの場面がいかに多くの含みをもっていたかに気づくのです。

一方、同期の場合は、私ほどマッチョ思想への嫌悪感はなく、むしろ弱々しい男性が苦手なのです。だから、男性のヒステリー発作を受けつけない。私はこちらのほうには

寛大なので、いくらでもかかわれるわけです。

このように、「受けつけない」患者さんについてあれこれ考えるのって、奥が深いんですよ。つらい分だけ、自分の価値観と向き合い、多くを得ることができるのです。

もちろん目の前にいる患者さんにとっては、そのときそのときのかかわりがすべて。そこで力を尽くす必要があるのは当然ですよね。でもその一方で、看護師にとっては、かかわりは終わったとしても、それを振り返り、自分の糧にしていくことがいくらでも可能。今の感情だけにとらわれず、少し気長にかまえてみましょうよ。若いあなたなら、なおさらのこと。さまざまな経験を通して起こる変化を、楽しんでいきましょう。

お悩み 18

VIP室の患者さんへの“サービス”どこまで？

特別室に入院している五十代の男性に頻繁に呼び出され、**看護の仕事とはいえない雑用**を押しつけられます。たとえば「売店でスポーツ新聞を買ってこい」とか「入浴のときには必ず背中を流してほしい」などです。どれも**ご自分でできない方ならば、お引き受けする**ことです。けれどもこの方は生活習慣病の指導目的で入院しており、**ＡＤＬは自立しています。**むしろ動いたほうがよいくらいですから、こちらが介助する必要はありません。「それはご自身でお願いしています」とやんわりお断りすると、「**サービスがなっていない**」「**こっちはお金を払っているのだ**」などと言いたい放題です。もともと人の上に立ってきた方で、**押しが強くとても感じが悪い方**なのです。だから嫌な気持ちになるのですが、**一日三万円を超える差額室料をいただいている**患者さんと、それこそ**生活保護で大部屋に入っている**患者さんとで、**サービスが変わらないのも申し訳ない**のかな、と思ったりもするのです。どのようにご説明したら、納得していただけるのでしょうか。

（29歳・女性・内科系病棟）

内科で働いていたとき、特別室に入っている患者さんには、泣かされたことが何度もあります。なかでも忘れられないのは、特別室についている浴室で入浴介助を求められたことと、「特別室なのに、メシがまずい！」と怒り狂われたこと。あなたのご相談と似ていますよね？　このとき私たちがどう対処したかをまずはお話ししましょう。

逸脱した要求には病棟ぐるみで毅然と

入浴介助については、「ナースのお手伝いは、患者さんが少しでも自分で自分のことができるようになるよう、お手伝いするのです。ですから、ご自身でできることはご自身でなさってください」と伝えました。また、食事については、この方の場合はとくに治療食だったので、「病院食は栄養のバランスを考えて作られています。少しでもおいしくなるように工夫をしているのですが、健康を度外視した市販の美食には及びません。ましてや、今お出ししているのは塩分やタンパク質を制限したお食事なので、なおのことメニューには限りがあります。常食の患者さんに比べても、おいしくないと感じるでしょう。でもこれは、今後も続けていかなければならない制限なのです。こうした薄い味やメニューに慣れておくことが大事です。今のお食事をよく覚えていってください」とお話ししました。

いずれの場合も、私はまだ新人に毛が生えるか生えないかのころだったので、初めに対応したのは先輩です。当時の婦長は考え方が非常にはっきりしていて、「差額室料はあくまでも個室という環境に対して支払うものであり、保険の範疇である病院食や、看護サービスは含まない」と言い切っていました。だから私たちも、この方針に沿って、対応できたのでした。

あなたの職場ではいかがですか？　看護師長さんはどのように考えているのでしょう。あなた自身も、単にこの患者さんの問題としてだけでなく、個室におけるサービスのあり方についてまで、広げて考えておられますよね。せっかくの機会なので、スタッフみんなで話し合ってみてはいかがでしょうか。個別の対応ではなく、方針を決めていくべき話だろうと思います。少なくとも、一人で悩まなくてよいと思いますよ。

▼個室のメリットをあらためて考える

実は今、母が自分の病院の特別室に入院しています。大腸がんを切って一年経ってホッとしていたら、今度はＡＮＣＡ関連血管炎というミョーな膠原病でステロイド治療をする羽目になってしまいました。すでに入院は二週間目に突入。たぶん月単位の入院でしょう。幸い母は七十五歳の今も現役の物書き。収入はそこそこあるので、私は援助せずに済んでいます。

経済的な余裕が前提ですが、母はどんなにお金がかかっても個室にいたいと言うのです。とにかく周囲に気を遣わなくていいのがいいのだそうです。「そのためだけにお金を払っても惜しくないわ～。面会の人をどんどん呼べるし。ホテルに泊まっていると思えばいいのだわ～」と、いたって明快。彼女の場合、異様な美食家なので、病院食への期待はゼロ。だからせっせと友人・知人が食べ物を持ち込み、ここでも美食を通しています。

一方、私が家族として、母が個室にいてありがたいのは、周囲の目を気にせずいつでも一緒に過ごせる点です。どこの病院でも、大部屋よりは個室のほうが、面会時間は自由でしょう。今はこの自由さが本当に助かります。こうした環境だけでも十分メリットがある。＋αを求める人もいるでしょうが、この考え方に徹してもよいのではないかと思います。

所変われば、時代変われば、考え方も変わるのです。

そして、環境の提供という点に徹するならば、清掃には気をつけたいですね。これは看護師の業務ではありません。ただ個室って、入りづらさもあって清掃が抜けがちなんです。きれいな環境になっているかは、看護師が目を配る必要があるでしょう。

▼病院にもいよいよ押し寄せる格差の波

以上、個室についての考え方を中心にお話ししました。私は以前のボスの考え方を踏襲し、個室料はあくまでも部屋代、個室の患者さんだからといって食事や看護面でのサービスを変える必要はないと考えています。おそらくこれは公平を重んじる、公的病院においては一般的な考え方ではないでしょうか。

けれども、所変われば考え方も変わる。看護も含め、高いレベルのサービスを提供することで、高い室料を取る、こうした考え方の病院もあるようです。採算が重んじられる今、公的な病院でも、こうした病棟を作る傾向にあります。いっそＶＩＰ専用の病棟を作ってしまえば、大部屋の患者さんを気遣う必要はなく、そこだけゴージャスな看護をしても、文句は出ない。雑用がいつでも請け負えるよう人を厚く配置しても、高い室料を取るならば、採算を取ることは可能ですよね。このような病棟だったら、彼が希望する雑用もしてもらえるのかもしれません。それを果たして看護師がするのか、助手さんがするのかはわかりませんが。

結局のところ、今回のお悩みに対する私の答えは、彼が支払っている金額と病室の環境次第、ということになるのでしょうか。病室環境のわりに支払額が高ければ、彼が「多くのサービスをしてほしい」と思うことは仕方がない。けれども、それだからといって、すぐにそれを何とかできるものではありませんよね。看護は請け負ってあげればあげるほどよいというものでもありませんし。正直、私にも明快な回答は出せません。

ただ一ついえるのは、病院にもさまざまな格差を受け入れ、取れる人から取っていくしか生き延びる道がなくなりつつあるということです。こうした変化のなかで、あなたが感じている疑問は、ますます意味をもつでしょう。私も一緒に考えたいと思います。

お悩み

19

ほめようがない後輩、どうほめたらいいのでしょうか？

キャリア四年目になって、去年から新人指導をする機会がぐんと増えました。二年続けて一対一のプリセプターをしていますが、**後輩がなかなか育ちません。**私の指導力不足ももちろんあるでしょう。でも、**向こうにもやはり問題はある**と思うのです。**とくに去年のプリセプティはひどいものでした。**「調べておいて」ということもまったく調べず、いっさい勉強もしていない様子。二年目になってひととおりの仕事はできますが、知識が乏しいので、**見ていてヒヤヒヤしっぱなし**です。やる気のない**この後輩と働くのが嫌で辞めていく**スタッフも出る始末。

上司に相談しても、「昔とは違う。やさしくやさしく怒らずに教えてあげて。ほめて育てるほうが人は伸びるのよ」と言うばかり。**辞められたら困るという態度がありあり**で、これもストレスになっています。**患者さんの命を預かっている以上、**先輩として、この後輩にどう接するべきか、日々悩んでいるところです。

（26歳・女性・内科系病棟）

率直な語り口に、思わず引き込まれて一気にお悩みを読んでしまいました。「ほめて育てろって言われても、ほめようがない人だったらどうするの?」というのは、当然ありうる問いですが、なかなか口にできない言葉です。多くの人は横暴な指導者だと思われたくありませんから。ほめようがないときには、ほめない代わりにけなしもせず、薄くしかかかわらなくなるのでしょう。私も、正直思い当たることがないでもありません。

なぜ「ほめて育てる」が主流になったのでしょうか?

ただ、それでも私はやはりできれば「ほめて育てたい」と思い続けています。理由は、私が看護学生だった約二十年前には、「叱って育てる」が主流であり、これもまた決して効果的な教育ではなかったからです。とくに看護の世界では、「人の命を預かる仕事なのだから、甘い気持ちで取り組んでもらっては困る」という大義がある分、びしりびしりと厳しく後輩を育てることが、当然とされていたともいえます。

これによりそこそこのレベルの看護師が育成されたことは否定できません。その一方で、これには人間の残酷さを引き出すという悪い面もありました。人間には、人にやさしくしたいと願う温かい面と、人をおとしめたりいじめたりしたがる冷酷な面との両方があります。こうした多面性は、自分のなかにもあるし、たぶん、あなたのなかにも、そしてあなたが苦手に感じている後輩にも、上司の方にも、必ずあるのではないでしょうか。

つまり「指導」「教育」の名のもとに、力のある者が、弱い立場にある人をいたずらにおとしめたり、好みに合わない人を排斥したりする。こうした事態は、どこでも起こりうるのです。通常であれば、新たに就職した職員は、古参の人より弱い立場だといえます。いかに「辞めてもらっては困る」という弱みが受け入れ側にあったとしても、慣れない職場に入ってくる不安がなくなるわけではありません。

ですから、あなたの嘆きに共感しつつも、それでもやっぱりあら探しのような指導よりはまし、と、一昔前の状況を思い起こすにつけ、そこは譲れなくなってしまうのです。

▼けなされっぱなしの世の中ですから

また、あなたから見ると、身分不相応にほめられていると感じる後輩も、社会のなかにおける看護師の一人と見れば、どうでしょうか。私は最近とみに、医療者全体が社会から、不当に厳しい目にさらされていると感じています。たとえば医師の場合、いかに濃厚に治療をしても、よい結果が出なければ「実験材料にされた」「患者の苦痛よりも、治療を優先した」と苦情が出かねません。そして実際は十分に患者と家族に説明をしていたとしても、「聞いていなかった」と言われればそれまで。マスコミにでも駆け込まれたら、裏もとらずに医療者を叩くのが、今のありようです。

さらに看護師の場合は、いくらがんばってかかわっても、具合が悪くなるほどに患者さんは不機嫌になり、当たり散らされる場面は日常茶飯事。多少は医師に気を遣う人でも、看護師には言いたい放題になりがちなものです。このように考えてみると、看護師の仕事はかなりしんどく、この傾向はますます強まっています。

これは決して私たちの力不足ではなく、世の中の変化というほかありません。看護師の仕事が社会的に認められる以上に、人々の辛抱がなくなり、病気という不運を受け入れられなくなっているからです。この事態に対して、「私たちがもっとがんばらないと！」と同業者のお尻を叩くのは、私の感覚では、おそらく逆効果でしょう。がんばらない人はそんなことを言ってもがんばらず、これを気にするのはすでにすり切れるほどがんばっている人だけ。そしてすでにがんばりすぎている人は、これ以上がんばらなければ

ほめることより、侮辱しないこと。

ならないことに疲れ果て、辞めてほしくない人ばかりが、辞めてしまう可能性が高いと思います。

けなされっぱなしの世の中では、同業者同士がほめ合いでもしないと、やっていけません。

大切なのは、相手を思う気持ちがあるか

以上、私のお答えは、ほめようがない後輩をどうほめればいいのか、という問いへの回答ではなく、たとえそんな人がいたとしても、「ほめて育てよう」という理念は大事なのだ、という実に抽象的な話になってしまいました。ただし、その後輩が、本当にほめようがない人なのかどうなのかは、私にはわかりません。人と人の間には相性の問題もあり、その人について誰もが同じように感じるとはかぎらないでしょう。まあ、なかには誰からも嫌われる人というのはいますから、一概には言えませんけどね。

このように、理念と現実がずれることって、実はたくさんあるんだと思います。たとえば「親子の情」といえば誰しもがその意味はわかりますが、なかには鬼畜のような親だっていますよね。でも、だからといって「親子の情」という考え方がナンセンスだと

も言い切れない。たとえ例外があったとしても、だいたいこんなやり方でいけるといいよね、という方向性は、ある程度あったほうが道を踏み外さないんじゃないかなあ。

「後輩をほめて育てよう」というのは、その後輩がそこそこ普通のレベルに達していたら、悪い考え方ではないでしょう。はずれ値の何人かをとって、これをすべてなしにしてしまうのは、もったいないと思う。やっと看護師同士が少しずつ、互いにほめ合える環境になってきたのですから。このメリットも、十分吟味してほしいと思うのです。

最後に、私の場合は、自分自身が仕事を覚えるまでに相当苦労したので、人には覚えがはやい人と遅い人がいるというのは、身にしみてわかっています。覚えるまでにはずいぶん注意も受けました。そのとき思ったのは、問題なのは単に言葉がきついかどうかではなく、そこに私を思ってくれる気持ちがあるかどうか。これが感じられれば、かなりきついことを言われても、きちんと立ち直ることができました。大事なのは、ほめることではなく、侮辱しないこと。そう思ってみると、少し気が楽にならないかな？

お悩み

20

定時にあがりたい！のに、あがれない。

私はどちらかというと計画的に仕事をするタイプです。たとえば日勤の日は、申し送りやその日の担当部屋を確認しながら、八〜十七時のタイムスケジュールを立て、記録もその合間に計画的に書くようにしています。だから、**夕方の申し送りが終わるころにはほとんど記録も終わっています。**ところが、そのために、「○○（私のこと）は勤務時間中に仕事が終わる」と思われ、**日に日に受け持ちの比重が大きくなってきました。**負けず嫌いなので、多少残業しても、**できるだけ手際よく仕事を終わらせるべくがんばっていた**のですが、ますます仕事は増えるばかり……。それでも、断ることができません。さらに腹立たしいのは、**がんばって定時に仕事を終えると、手を抜いているように見られることです。**職場の雰囲気として、長い時間働いているほうが仕事熱心と見られる傾向があります。私は私で**時間内に仕事をこなせない他のスタッフに、内心イライラ**しているのですが……。

（29歳・女性・外来）

就職以来、私がお世話になった二人目の上司は、「だらだら残らず、とにかくはやくあがりなさい。自分の時間をもって楽しく生きるのがプロの仕事」とハッパをかける人でした。当時私がいたのは五十七床のよろず内科病棟。ケア度はつねに高く、人手も少なく、「そう言われても帰れないよね～」というのが現実だったんですけどね。

▼「自分の生活を大事にしなければ、患者さんの生活も大事にできない」

それでも面白いのは、そう言い続けられていると、私たちもなんとなく「はやく帰るぞ！」という気持ちになったことです。その上司は実際、業務整理も果敢に行なっていきました。長かった引き継ぎもどんどん短縮し、最終的には廃止。二十年近く前の看護師長としては、本当に先進的な考えの方だったのではないでしょうか。

そして気づけば二十一時近くが当たり前だった退出が、よほどの時以外は十九時前。さらには定時で終わる日もときどき出てきて、明るいうちに帰宅する喜びを、私たちは知ったのです。

今あらためて考えると、あの変化の原動力は、私たち自身の考え方の変化だったように思います。多少の人員増は、たしかにありました。今より入院期間が長かった分だけ、患者さんとのかかわりもゆっくりしていた。また、今より承諾書のたぐいも少なかった。こうした環境要因はもちろんありましたが、それでも私たちの頭が切り替わらなければ、「定時であがれる」喜びは味わえなかったと思うのです。

実際、先輩たちのなかには、「はやく帰りましょう」という上司を快く思わない人もいました。「仕事の手を抜いてまではやく帰ろうとするのはおかしい」との批判も耳にしたことがあります。しかしそうした声も、いったんはやく帰る習慣がつくと、消えていきました。私はといえば、まだ経験年数が浅かった分、素直に彼女の方針に賛成できたのです。「自分の生活を大事にしなければ、患者さんの生活も大事にできません」と言い続けた彼女の言葉は、管理職になった今も、私の宝物です。

自分たちを追い込む居残りスパイラルから脱け出そう

以上の経験から、私はこのように考えます。「業務量が多ければ長時間労働になるのは当然で、すべてが意識の問題ではない。けれども、はやくあがろうと思わなければ、はやくあがれないのも事実である」と。あなたの職場の場合は、いかがですか？　ご質問から察するに、定時であがることに対して、批判的な雰囲気があるようですね。他のスタッフは、「時間内に仕事をこなせない」のではなく、「時間内に仕事をこなさない」のではないでしょうか。長い時間働くほうが仕事熱心と見られる風土では、「はやく帰ろう」という空気は生まれませんよね。

私も含めて看護師という人種は基本的にまじめで、かつ体力に恵まれた人が多いといえます。そして職場環境が厳しいほどそれに耐えられない人は辞めていくので、体力がある人だけが残り、ますます過酷な環境で鍛えられていくのです。この繰り返しのなかで、「患者さんのためならエンヤコラ」の長時間労働の体質が熟成していくのではないでしょうか。

けれども実際には、人間の集中力には限りがあるし、休めるときには休んだほうが、親切で安全な仕事ができるのです。これはあまりに明白なことだと思うのですが、まじめで若い看護師ほど、患者さんのためならがんばれるし、組織もそれに甘えてがんばらせてしまう。これにより、若いうちしか働けない職場が、たくさんできているのではないでしょうか。

「長時間労働」と「働きがい」は別のこと。

今も、「定時であがりたい」と思うスタッフを怠け者と見る職場もないとはいえません。

あなたにはぜひ、今の気持ちを大事にして、定時にあがろうと思い続けてほしいと思います。

▼長時間労働のメリットもあるけれど……

そうはいっても、業務量が多く、人手は少なく、定時あがりなんて夢のまた夢、という職場もありますよね。多くの人は、望んでも得られないものは、やがて望まなくなるでしょう。求めて得られず失望するより、はなから期待しないほうが気が楽ですもん。実際私も別の側面では、こうした対処をしばしばしています。かくして慢性的に忙しい病棟は、スタッフがはやくあがる望みをもたなくなっていくのです。

また、看護の仕事は必ずしもよい結果が出るとはかぎらず、やりがいを常時感じるのが難しい仕事なのではないでしょうか。結果が出なかったときに生ずるのは、自分がどれだけがんばったか、という自問。この際とにかく時間をかけたのだという思いが、その場の救いになるのはたしかです。

この二つの要素が噛み合うと、看護師は長く働くことを積極的に受け入れてしまいます。もとからの勤勉さが、これに拍車をかける。そして、無理を重ねている場合ほど、同じように長時間働かない人を責める思考になるのです。

私も帰りが遅いのが当たり前な風土で働いていたときは、それをつらく思いつつ、そこに誇りを感じてもいました。さらには「はやくあがれる病棟は、働きがいがない部署だ」と決めつけていた気もする。今思うとこれは本当に恥ずべきことであります。どの部署にも、そこに行かないとわからないつらさはあるし、長い時間働けば患者さんのためになるものでもない。無理と無駄を廃して効率よく働こうとする姿勢は、看護師として生き延びるために必要な姿勢です。だからこそ、忙しくてもあきらめず、はやく帰ろうという思いをもち続けてほしい。私が働く病棟のスタッフにも、心からそう思っています。

看護師長という立場からいえば、不満を言わずに長時間働けるスタッフは、ありがたい存在です。けれどもそれに甘えだしたら、私はスタッフの生活を思いやらない、卑しい管理職になってしまうでしょう。立場はあなたと違うけれども、私も悩みつつ働いています。さくっとあがって楽しく暮らす。そんな職場づくりを一緒に目指しましょう。

お悩み
21

キレる医師に、もうキレそうです……

キレやすい男性医師とのかかわりに悩んでいます。虫の居どころが悪いと、**些細なことでキレ**、看護師を怒鳴りつけたりします。おまけに彼は**相手によって態度が違い**、同じ失敗をしても、（相手が）師長と私とでは注意する口調がまったく違うのです。**師長には、「まあしょうがないよ」なんて軽く言っているのに**、私には「気をつけろよ！」ときつい口調で不機嫌な顔。

看護上の悩みではなく、職場の人間関係のために、**「もう辞めたい」と思うこともしばしば**です。どうしたらいいでしょう。また、職場の人間関係が悩みの種という話をよく聞きます。**医療職の人間関係が良好でない場合が多いのはなぜ**なのでしょうか？

（27歳・女性・外来）

それは本当に腹が立ちますよね。本当にお気持ちお察しします。なぜなら私の周囲にもキレる医師が何人かいるからです。これは担当部署にかぎった話ではありません。今働いている病院は内科系、外科系など数人の当直医がいるため、管理当直をしているとかなりの数の医師を見ることになります。数としてはものすごく多いとまではいえませんが、どの科にも容易にキレる医師はいて、そのキレ方は実にさまざまです。

▼実は私もキレる医師と働いています！

私自身は管理上の意見の相違から、「あなたはセンスがない！」と恫喝されたことがあり、その医師に対してはいまだ恐怖を感じて、距離を置いています。話の内容としては、私と彼、どちらの言い分にも一理あったと思うし、冷静に話し合えば、調整できた話だと思います。けれども、一度キレて怒鳴られてしまうと、話はもう終わりますね。「激しく討論する」のと、「キレて怒鳴られる」のはやはり違うんだと身にしみました。

また、スタッフからは各所でキレる医師の話を聞きます。「当直医に点滴を頼んだら、『一度はやってみたのか！』と怒鳴られました」とか。うちの病院では、静脈注射は原則医師がやることなんですけど、それでもこうした人もいるわけです。その他カルテの準備が遅いと怒鳴られたり、処置の手際が悪いといらだった医師に、患者さんの前で舌打ちとともに「なんなんだよ！」と暴言を吐かれたり、なんて話もあります。も〜、こっちのほうが「なんなんだよ」ですよね。

まあ、こうしたキレる医師の話は今に始まったことではありません。私の学生時代には手術の準備が悪いと言って、手術場にイソジンをぶちまけた医師もいました。ただ、それはかなりのベテラン医師で、「腕はよいのに性格がねえ……」と言われるような人でした。最近の傾向としては、年齢問わずキレる医師が増えてきている印象はあります。腕がいいからキレていいってもんではありませんが。でも、腕はからっきしで、得意技はキレること、ではさらに救いがないですよねえ。まったく、いい加減にしろ！

▼とにかくキレまくる奴も人を見ている

今回のご相談に出てくるこの医師は、人を見てキレているようですね。キレる人のなかではありがちなタイプかな。実際私も、年齢が上がり、職位が上がるに従って、キレられる頻度は明らかに減りました。ということは、いかにキレる人といえども、なけなしの理性が残っている間は、人を見てキレるんでしょうね。これはこれでもちろん嫌な奴ですが、のべつ幕なしにキレまくるほうが、キレ方としては重症なのではないでしょうか。

もう今はいない人なのでお話ししますが、ある研修医は、自分が入院患者を入れたい病棟にベッドがなく、他病棟に入れるよう調整を図った看護師長を「バカ婦長」と怒鳴り、その場を凍りつかせました。研修医といえば、医師のなかでもとくに謙虚に学んで然るべき立場の人。そんななかにもキレると収拾がつかない人がいるわけですね。この場面は私が直接見たわけではないのですが、噂はすぐに病院中に伝わりました。私はその場にいたスタッフからその話を聞いたのですが、「師長さんを怒鳴るなんて本当にサイテーです。研修医のくせに。本当にお気の毒でした」と心底腹立たしそうに話していました。

怒っても、キレるな。

もちろん、役職がない看護師なら怒鳴ってよいわけではありません。けれどもスタッフにとって、普段自分がそれなりの敬意をもって接している人が、若造に怒鳴られてしまう情けなさ、哀しさは、自分が怒鳴られるのとはまた違った感情がわくのではないでしょうか。年齢よりも、役職よりも、医師であるかないかだけが価値の基準になることへの怒り。なぜならこうしたキレる研修医でさえ、医師同士では多少なりとも気を遣うからです。少なくとも私は、キレる医師が上の医師にキレる場面は見たことがありません。いっそそこまでいけば、完璧にあきらめもつくのですが。

▼「怒る」と「キレる」は別のもの

たしかに医師は若いうちから「先生、先生」とちやほやされ、キレることを含めて未熟な行動が許される立場にあります。だから、一般企業では使い物にならないような人でも、たしかに働ける。が、一般企業にもこうしたおかしい人は紛れ込んでいて、「キレる上司」、最近では「キレる部下」に悩む人もけっこういるのです。

私の身近にも大企業の部長クラスの男性で、部下を毎日大声で怒鳴る人がいて、その部署は転出希望が引きもきらないそうです。けれども一回役職をつけてしまうと、そうそう降ろすわけにもいかないんですね。「パワハラ」問題がこれだけ世をにぎわすのは、こうした人が意外に多いという事実を示しているのでしょう。キレる人は、医療職だけではありません。その割合がちと高いだけ。少なくともそう思ったほうが、気楽なのではないでしょうか。

以上、あなたの怒りをなだめるような流れになってしまいましたが、キレる医師に対する怒りはぜひもち続けてください。それは自分の誇りを守るために大事なことだと思うのです。私が今キレる医師に対してとっている対策は、とにかくスタッフが傷つかないように守るということです。私に対して多少は気を遣ってくれるなら、言いにくいことは私が言う。そして、無礼な態度をとったら、私が注意しています。まあ、すべて完璧にできているとは言えないのですが。それも自分の役割だと思っています。

最近私が担当する病棟のスタッフにキレて怒鳴ったレジデントに、私はこのように注意をしました。「私はあなたに今非常に腹を立てている。でも、礼を失さないように気は遣っている。それが大人の態度というものです。感情をすべて殺せとはいいません。でも、相手を侮辱しない配慮はしていただきたい」、これが私の思いのすべてです。

キレるのは、自制心と言語化能力が未熟な証拠。これでは人相手の仕事はおろか、フツーの大人になることはできません。来たれ、フツーの大人の医師。私が願うのはこのことだけなのです。長い道のりでしょうが、キレる医師に気持ちがキレてはつまらない。気長にいきましょう。

お悩み

22

障害児の治療を拒否する親御さんの選択に反対です。

私は助産師ですが、NICUもある病院なので難しい事例が多く、助産師としてお産を取り上げる楽しさを感じる機会が少ないのが現状です。先日も、他院から搬送されてきた産婦さんが、早産となり、生まれた子どもは**超未熟児。それも心停止状態**で生まれてきたのです。幸い蘇生が成功し、呼吸管理を始めたのですが、**両親にその後の治療を拒否されました。**理由は「**障害が残る可能性が高い」と医師から言われたため**です。

先のことはわかりませんが、少なくとも今は、生きることはできる状態です。せっかく生まれてきた**命を、両親の意思とはいえ、絶たなければならないのでしょうか。**このようなケースは初めてではなく、**強い罪悪感を抱いています。**

(27歳・女性・産科)

これはあまりにも重いお悩みで、取り上げるかどうかとても悩みました。けれども私自身が逃げたくないテーマなので、あえてお答えいたします。

個人の選択は社会の意識の反映でもある

実は私の夫の弟はダウン症です。夫の母は知的障害者の母として生きてきたわけですが、理系の研究職を目指していた女性だけあって、障害をめぐるさまざまな問題には、実に的確なコメントが返ってきます。今回のご質問を拝見し、彼女の出生前診断に対する言葉を思い出しました。

「自分が息子を産んだときも、出生前診断というものがあることはわかっていた。でもなんとなくそうした思考にならず、産んだらダウン症の子どもだった。この子がいて苦労もあったけれども、そればかりではない。だから、私自身は事前に調べて産まないようにしておけばよかったとは思わない。その一方で、科学技術の進歩と普及は止められないものなので、出生前診断が一般的になっても、それを禁止しろというつもりはない。その結果、障害児だから人工妊娠中絶を選ぶ人が出るのは、仕方がないだろう。ただ、出生前診断を強制したり、それをせずに障害児を産んだ親に対して、『自己責任だからなんの保障もしない』という態度を国がとるのは間違っている。出生前診断をしたとしても、すべての障害が事前にわかるわけではない。障害者の問題は、つねに存在する。そのために私自身ができるのは、障害児との暮らしもそうそう悲惨ではない、と周囲に示すこと。今の私の生活を見てもらえれば、わかってもらえるのではないかと思う」

出生前診断では問題になるのが胎児なので、「人工妊娠中絶は殺人か否か」というさらに重い問題に連なっていきます。今回のお悩みで問題になっているのはすでに出生している新生児なので、この点では大きく異なりますが、「障害をもって生きる可能性がある」生命体という点では、共通しています。

ここで私がお伝えしたいのは、夫の母が、出生前診断の結果障害児を産まない選択をする人を、個人として断罪していないことです。彼女が最終的に理想とするのは、生まれてくる子どもが障害児か否かに、神経をとがらせなくてもよい社会。つまり、個人の選択は個人の思いや考え方だけではなく、社会の意識の反映でもあるのです。

今回のお話では、どうにかこうにか命が助かった子どもなのに、障害が残るかもしれない。その子をさらに生き延びさせたいかどうか、ということですが、これは親にとっては障害児を育てる覚悟をするかどうかの選択になります。実は、この選択はまったく個人的なものとはいえません。なぜなら、今が障害児を育てやすい社会であるかどうかが、大きく影響してくるからです。

▼選択に至るにはさまざまな要因が絡み合う

また、こうした見方も考えられます。今回は本来ならば長い未来のある子どもなので、積極的治療をしないことに多くの人が葛藤するでしょう。けれどもこれがお年寄りだったら……。たとえば脳卒中で入ってきたお年寄りに、呼吸管理を希望しない家族はたくさんいます。これだって、本人の意思などわからないわけで、周囲の勝手な判断といえなくもない。けれども私たちは、なんとなく「自然な形で逝くほうが幸せなのではないか」と考えて納得してしまいます。新生児だと葛藤し、年寄りだと葛藤しないのは、私たちの価値観に左右されているのではないでしょうか。

さらには、ある選択には社会的背景があるといっても、もちろん個人差もあります。先ほどの言い方と矛盾しますが、多少の荷物なら持ってがんばろうと思う人もいれば、とにかく身軽におしゃれな人生を歩みたい人もいる。障害児が重い足かせにならない世

選択権はない。それは看護職の定めです。

の中になれば、前者は障害児を育てることを選ぶでしょう。けれども後者の人は期待できない。その意味では、選択が社会的なものだけれども、個人の資質にまったくよらないわけではありません。

このように、個人の意思決定には私的公的さまざまな要因があって、その善し悪しを一言で言い切ることはできません。そして――これが非常に大事なのですが――私たちの仕事は患者やその家族の選択について、善し悪しを云々するのは範囲外なのです。仲間内で嘆いてもいいし、議論は大いにしたほうがいいと思います。けれどもその選択に対しては直接何も言えない。これが私たちの定めなのです。ですから、責任を感じないよう努力することをお勧めします。

▼「子どものため」。それだけは避けたい

以上、あなたの葛藤はわかりつつ、あえて責任を感じないようお勧めする次第です。そのうえで、もし私があなたの立場だったら、これだけはやはり家族に望みたいと思うことを一つだけお話しします。私は、「障害が残るくらいなら、生き延びないほうが子どものためだ」と親が言ったら、それには同意しないでしょう。子どもを育てないと決

めるのは親の勝手。それをとやかく言えません。でもそれはあくまでも親が決めたことで、子ども自身の選択ではないのです。そこをごまかさないでもらいたいのです。

正直なところ、私がその親御さんの立場だとして、「どんなに重い障害が残っても助けてください」と言える自信はありません。子どもをもたない私は、気楽な今への愛着があり、先ほどの例でいうならば、重い荷物は持ちたくない部類だと思う。その意味でも、自信はないんですよ（ところであなたの場合はどうですか？　その立場に立ったとして、積極的治療をどこまでも望めるでしょうか？　これも考えてみてよいテーマだと思います）。

それでも、もしこの立場に立ったら、「自分たち夫婦が自分たち夫婦の生活のために選んだことなのだ」という事実はきちんと受け止めたいと思うのです。それが自己決定できない子どもに対してとれる、せめてもの責任ではないでしょうか。安易に「障害をもって生まれる子どもはかわいそう」とは納得しないでもらいたい。たぶん、これは障害児が身近にいる人が、いちばん悲しむ言い訳なんじゃないかな。こうした思いは、あなたにもわかってもらいたいと思います。

お悩み

23

治らない患者さんに「大丈夫」と言ってもいいの?

緩和ケア病棟では、多くの患者さんが病状をきちんと認識し、いずれは訪れる死を受け入れている方が少なくないと感じます。その一方で、多くの患者さんが**本音の部分では死に恐怖しているの**も事実です。その気持ちを、できるだけ共感的に聞きたいと思うのですが、うまくできません。患者さんが「**死にたくない**」**と切実に言う場合、どう答えたらよいのでしょうか?** また、「明日にも死んでしまうのかもしれない」と不安がる患者さんに、**気休めに「大丈夫」と言っても失礼にはならないものでしょうか?** 何を言っても**〝おためごかし〟**を言っているような気がして悩んでいます。

（27歳・女性・緩和ケア病棟）

私も緩和ケア病棟で働いて約四年。お気持ちはお察しします。ただ、ひとくちに緩和ケア病棟といっても、かなり患者層は違います。その理由は、緩和ケア病棟の場合は、受け入れにあたっての審査があるので、ある程度はイメージどおりに患者さんを調整することができるからです。

▼緩和ケア病棟といってもいろいろです

ちなみに私の病棟では、入院受け入れにあたっての審査をあえて厳しくしていません。たとえば脳転移や認知症のため、植物状態に近い患者さんも受け入れています。一つには、厳しい条件をつけるとベッドの稼働率が落ちるという現実的な理由もありますが、私個人としては、生まれて以降選別され続ける世の中だからこそ、死ぬときまで選別はしたくない……。そんな思いもあるのです。

このような状況なので、「これでは一般病棟と変わらないなあ」と感じるスタッフもおそらくいるでしょう。きちんと死について考え、向き合うスピリチュアルなケアがしたいという不満もありうると思う。その一方で、こうした一般病棟にもいるような患者さんもいないと、私たちはもっと精神的にきつくなるのではないか。そんなふうにも感じているのです。

あなたのところがどのような患者層かははっきりわかりませんが、「多くの患者さんが病状をきちんと認識し……」というお言葉から、私のところよりも「緩和ケア病棟らしい患者さん」を選んでいる印象をもちました。以下、その前提で話を進めます。

とことん死を受け入れないのもアリ

結論から言えば、私は人間ってそうそうあきらめがよいものではないと思っています。そのことを最初に感じたのは、今から十数年前、内科病棟で働いていたときでした。今でも忘れられないその患者さんは九十九歳の男性。最終的にはさまざまな疾患を合併して亡くなったのですが、最後の最後まで「百まで生きたい」「死にたくない」とおっしゃっていました。

その姿を見て私は、人間はいくつまで生きたからよいというものではないんだな、と思い知ったのです。私たちは心のどこかで、ある年齢までくれば人間は、十分に生きたという気持ちになるんじゃないかと考えがちなものでしょう。けれども実際には、人間なかなかそうは思えないようですね。考えようによっては、長く生きる人はその分〝生〟

への執着もあり、だから長く生きられるのかもしれない。だとすれば、長く生きた人ほど、「もうこれでいい」とは思わない可能性もあるのです。

私事ですが、私の母などは、生への執着が強いタイプ。「年を重ねるほどに、死にたくないという思いも強まるものよ」とさらりと言ってのけます。七十歳を超えてから、持病の肺気腫に加え、大腸がん、膠原病性の血管炎などで入退院を繰り返しています。「今回はもう以前のようにバリバリ働くことはできないのではないか」と思うと、結局は入院以前の生活に何とか戻っている。七十六歳になった今も、己の信念に従って働く姿は、わが母ながらあっぱれと思う次第です。

母については、死ぬその瞬間まで、死を受け入れないだろうし、私もそれでよいと思うでしょう。考えたくないことですが、がんが再発すれば、彼女はとことん治療を望むにちがいない。緩和ケア病棟には絶対来ないだろうから、私は誘わないつもりでいます。それどころか、この先急な病状悪化があれば、とことんCPRしかありえない。今の時点では、たとえ見通しが厳しくとも、死にたくない母のために、可能なかぎり私は手を尽くしてもらおうと思っています。

誠意をもって、気休めを！

それは端から見れば無謀な、苦しみを長らえるだけの経過かもしれない。けれどもそれは、最終的に他人が評価することではありません。本人が、そしてそれが無理なら近しい人間が、その思いに添って選択していくしかないのですから。

▼何とかしようとしすぎもよくない

こうした体験から、私は患者さんに潔くあってほしいとは願わぬことにしました。それが一般病棟だろうと、緩和ケア病棟だろうと、人間には、じたばたしながら死ぬ権利もある。それが私の今の気持ちです。緩和ケア病棟を自ら選んだ人の多くは、たぶん死についていろいろと考えてきた人でしょう。けれども死はいつもその本人にとっては、初めての体験。予想を超える現実が、さまざまに襲いかかってくるはずで、逆に「こうあるべき」と青写真をもっていた人ほど、理想と現実のギャップに苦しむ可能性もあるでしょう。

二十七歳とまだ若いあなたは、そうした患者さんの死の恐怖と真摯に向き合い、真剣に何とかしてあげようと悩んでいるんですよね。その思いはきっと、患者さんにも伝わるでしょう。あなたに思いを打ち明けて、少しは気持ちが軽くなった患者さんもいると思いますよ。

その一方で、あまりに何とかしようとしすぎないことも、大事なのです。死に恐怖したり、じたばたするのは、自然な気持ちでもあります。それをあまりに周囲が何とかしようとしすぎると、患者さんは自分の気持ちを否定されたような、寂しさを抱く場合があります。

この場合、事態を変えようと思いすぎないことが大事。さまざまな混乱があっても、最終的には何とかなりますよ……そんな広い意味での「大丈夫ですよ」は、しょせん「気休め」ではあっても、それ以外に声のかけようがない、唯一の言葉ではないでしょうか。「気休め」というと、言っても仕方がないようなとらえ方をされがちですが、実際には自分の無力を悟ったうえで、それでも何とか相手の心を楽にしてあげたいと念じる、祈りのような言葉にもなりうるでしょう。

大丈夫じゃないとわかっていても、大丈夫と言ってもらうと安心する。そんな弱さは誰のなかにもありえます。誠意をもって、きちんと気休めが言える。これもまた、大事な看護師の能力なのです。自信をもって（？）気休めを言ってあげてください。

お悩み
24

“どうでもいいナースコール”にやさしくなれません。

特段の用もないのに、すぐナースコールを押す患者さんがいらっしゃいます。人手はつねに足りず、皆ナースコールに追われている状態。**少しでも待たせると、「ナースコールを押すのだって、力が要るのよ！」と怒ります**。その背景には不安や寂しさや、患者さんのつらい気持ちがあるだろうとわかっていても、忙しいときはどうしてもぶっきらぼうになってしまいます。**正直、どうでもいいナースコールは控えてほしい**。こんなふうに感じてしまう私は、看護師失格でしょうか。忙しさの波が去ると、自己嫌悪に陥ります。**もっと人手が欲しい**と思う今日このごろです。

（33歳・女性・内科）

一九八七年に就職した私が初めて配属になった内科病棟は、ナースコールが鳴るとナースステーションに「白鳥の湖」が鳴り響きました。五十七床で、つねに寝たきりの患者さんが三十名近く。バブル期の看護師不足の時期は、平日日勤の看護師が四名ということもありました。それでも何とかやれていたのは、入院期間が今より長く、全体的に今よりペースがゆっくりだったからでしょう。とにかくナースコールはつねに鳴りっぱなし。おかげで「白鳥の湖」は今も聞きたくありません。

▼忙しさは忍耐と寛容の閾値を下げる

嵐のように鳴り続けたナースコールのなかにも、いくつか忘れられないナースコールがあります。今回のご相談を読んで思い出したのは、「ラジオの電池を替えてください」コールと、「鼻に氷を詰めてください」コールの二つでした。どちらも急変だか大失禁だかの対応中でなかなか応じられず、うかがってみたらこの内容だったので、脱力したのが忘れられません。

落ち着いてから考えると、「ラジオの電池……」コールは時代の変化を表わしていたようにも思います。以前なら家族が来てやっていたことが、家族がいなかったり、いてもあまり来なかったりして、看護師に仕事が回ってくる。これまでありそうでなさそうな内容のコールだったので、この先どうなるのか不安になった記憶があります。実際には電気製品も充電式やACアダプタ付きの物が主流になったので、「ラジオの電池……」コールは増えませんでしたが。身の回りの小さなことを頼む患者さんは、明らかに増えています。

もう一つの「鼻に氷……」コールの主は、認知症があり、ナザールで酸素投与中でした。鼻が乾いてつらかったのでしょう。それは無理と話しても、繰り返しナースコールを押し続けました。入れ代わり立ち代わりナースが呼ばれ、やがて誰もが「だから〜！鼻に氷詰めたら窒息しますよ！」と声を荒げていたのが忘れられません。とってもやさしい後輩も、最後には叫んでいたな。人間の忍耐と寛容さには限界がある。忙しいときにはその閾値がなおさら下がるんだとあらためて学びました。

▼〝スローガン〟は時に自らを振り返る戒めとして

看護の心得を書いた本には、どんな些細な患者の訴えにも耳を傾けるべきであると説かれ、その内容いかんで軽重をつけてはならない的な戒めがしばしば書かれています。

というか、私自身も気づかぬうちにこうした看護道徳を叩き込まれ、そうあらねばと思っている自分がいます。今もいる。けれども現実のなかでは、心寂しい人が押す「寂しい」コールよりも、窒息しそうな患者さんの痰取りを優先し、大失禁をさせぬよう排泄のコールを優先させているのです。

つまりこの戒めは、「世界平和」「人命尊重」のスローガンと一緒。みんながこれを正論だと思っても、戦争も犯罪もなくなりはしません。かといって、この原則をなくしては、ますます歯止めがなくなってしまうでしょう。時に自分を振り返る戒めとして、心の中にとどめておけばよいのではないかな。

また、先どりのケアをすればナースコールは鳴らないはずだ、という大正論もあります。たしかに点滴の見回りを適切に行ない、ボトルが空になる前に交換ができれば、そこでナースコールは一回も鳴らずに終わるわけです。患者さんにとってもナースにとっても、このほうがはるかにハッピーな状況にちがいありません。

実際は、私の周囲を見回しても、そうそううまくはいかないでしょう。人手不足は忙しさを呼び、忙しさは不満・苦情を呼び、ますます忙しさを呼び込みます。このドツボから抜け出るのは並大抵のことではありません。しかし、ナースコール取り上げの禁じ

「無用なナースコールはない」は「世界平和」と同じ。

手を使わずに、これを減らすには、この先どりの工夫以外にないのも現実です。一日の勤務の始めにタイムスケジュールをまず考える。そのとき患者さんごとの訪室タイミングを意識してみると、多少の効果はあるかもしれませんよ。

▼すべて人手不足のせいとはかぎらない

最後に、一つはなはだ現実的な話を。仮に人手が増え、ナースコールに余裕をもって応じられるとしたら、看護師はナースコールに追われず、患者さんの満足度も飛躍的に上がるでしょうか？　私は今よりはかなりマシになったとしても、またさらに本質的な悩みが出てくるのではないかと思うのです。

私が看護師として働いてきた二十年のなかでも、患者さんの医療・看護への要求水準がずいぶん上がった気がします。とにかく患者さんは病気を治したい。医療が進歩すればするほど、治らない事実は受け入れにくくなります。そして今は「病気が治るまで病院にいたい」患者さんと、「医療費削減のため、長逗留を禁じたい」国の間に挟まって、医療者は退院を促してはキレられる叱られ侍状態。さらには、私も含めて、我慢ができない人間が増えています。結局のところ、病気が治らない患者さんはいらだち、不機嫌で、しばしばナースコール連打攻撃に走ることでしょう。

患者さんに満足していただけないとき、私たちはそれを人手不足のせいにします。これはかなりの部分事実ですが、すべてではありません。いかに人が増えても、患者さんが不満を募らせる素地は別の面でも存在する。人手不足で仕事に追われることのいちばんの不幸は、すべてが人手不足に起因すると思い込み、思考が深まらなくなることではないでしょうか。人生には思うようにならないこともたくさんあると、人の哀れに思い至るにも、ゆとりが必要なのです。そのために、もっと人手が増えてほしいと思います。それは患者さんのためというよりは、まずは看護師自身のために、です。

最後に……。ご質問を寄せていただいたみなさまに深く御礼申し上げます。

悩めることも才能です。私も日々悩みつつ、浮世を泳いで参りましょう。末筆ながら、読者のみなさまのお悩みが、実りある悩みとなりますように。心からお祈りいたします。

あとがき

なぜ看護師ならではの悩みは大変なのか?

▼私と身の上相談

さてさて、このお悩み外来、少しはお役に立ちそうでしょうか?

テレビでも雑誌でも新聞でも、各種メディアには身の上相談というジャンルが確立しています。人のお悩みを聞いてわが身と引き比べて参考にする。これって、昔からあったことなんですよね。このニーズの背後には、さまざまな心情があるでしょう。自分より不幸な人がいることを確認して安心する……な〜んてちょっと黒い心情もあるだろうし、本当に自分と似たような悩みを見つけて、参考にできる場合もあるかもしれない。

そして、単純に、「悩んでいるのは自分だけじゃない」と感じて安心できる。そんな素朴な心情は誰でも持ちうるんじゃないでしょうか。

じゃあ私は身の上相談が好きかといえば、就職するまでは避けていた分野でした。その理由は、物書きの母の、仕事のレパートリーの一つが、身の上相談の回答者だったからです。私が小学生のころ、母はテレビの身の上相談コーナーの常連でした。

今から三十年以上も前の話です。今だったら、何の問題もないような発言でも、世の中に衝撃を与えたんですね。番組の中で「夫以外にも好きな人がいる」みたいなことを母が言い、小学校でいづらくなったこともありました。「あの子と遊んじゃいけない」と親から言われたんだそうです。子どもは素直だから、平気でそーゆーこともしゃべっちゃうんですよね。

そんなとき私がどうしたかと言うと、母には何も言いませんでした。私は妙にませたガキで、母がそれを知ったらショックだろうと、母には言わないような子だったんです。でも、心のどこかで、大人の世界を自分は知っているぜ、という優越感もあった。そちらのお得感が勝っていたから、決してみじめではなかったですね。

それ以後も、母の仕事をめぐっては、いくつかのとばっちりはあったのですが、私が今も母に対して恨みがましい気持ちがないのは、そのお得感のおかげでしょう。ませガキには悪くない環境でした。結局のところ、家庭環境もすべて、相性なんじゃないかな。これも、私の考え方の基本にあります。

このように恨みがましい気持ちはないにしても、身の上相談と聞くと、幼きころの思い出が余分なことまで蘇ってくる。そんな感覚はどうしても残りました。だから、わざわざ接近することはなかったのです。

そんな私が、初めて自分から手にとって面白いと思ったのは、カタログハウスがまとめた『大正時代の身の上相談』という本でした。そのタイトルに惹かれて読んでみたのですが、その時代がかったお悩みと回答に、抱腹絶倒でした。そして大笑いしながら確認したのは、人間ってたいして変わっていないんだな、ということです。表現は大げさだけれども、恋愛や人づきあいなどお悩みのバリエーションは、大差なし。妙な感動を覚えましたね。ちなみに、今はこの本、ちくま文庫（筑摩書房、二〇〇二）に入っています。よろしければご覧ください。

そして自分も看護師として働き、文章を書く身になって、時折お悩み相談を手がけるようになりました。最初の連載は、たしか、十年以上前の『クリニカルスタディ』。そして今回の連載。同時に『プチナース』で学生さん対象のお悩み相談も連載しているのです。これも血筋でしょうか……。私の場合、世の中の人質になるような子どもはいませんが、その分、勤め人という枠はありますので、言いすぎ、書きすぎには注意したいものです。

時に身も蓋もない回答をしてしまいます

多くのお悩みに答えながら、実は自分は回答者に向いていないと思うことがあります。理由は、私自身が「悩む」という行為に親和性が高く、悩みを何とかしようと思わないからです。悩みは暮らしの一部。悩みがあることにうろたえず、悩まず、悩みを消し去ろうと思わないので、客観的にひどい状況でも、ストレスもたまりません。

これはもとからの性格もあるのでしょうが、環境も大きいでしょう。母の仕事柄、幼いころから情報量が多く、それをせっせと処理してきたわけです。結果として、感じる、考えるという訓練が繰り返され、処理能力は向上したことでしょう。そのかわり、考えすぎ、裏を読みすぎるといった弊害も抱えています。けしていいことばかりではありませんが、これも受け入れるしかないわけです。

このような性質の私は、たぶん人が悩むつらさを、わかってあげられない。そこがいちばんのウィークポイントだと自覚しています。先日も、看護学生さんからの相談で、就職後の不安を訴えるお悩みがありました。職場になじめないのではないか、仕事が覚えられないのではないか云々……。これらはすべて、新人が就職するに際して、必ずや起こりうる問題のように読めました。

それに対する私の回答は、一言で言えば、「それは実にもっともな不安だから、抱えて就職するしかありません」ということだったのです。就職してすぐに職場になじめる人なんていないし、仕事を覚えられる人もいないでしょう。不安を抱くのはもっとも。でも、それは抱えていく強さをもってもらう以外に方法はありません。

今、就職後すぐの退職が問題になり、不安なく新人が仕事になじめるよう、多くの職場が心を砕いています。その努力は大事でしょうが、その一方で、就職前は誰もが不安なのであり、なじむにはある程度時間が必要なんだという事実。これをきちんと伝える大人がいないと、本来なら当然起こる事態までもが「ありえない！」こととして受けとめられ、離職につながってしまうんじゃないかと考えます。

その意味では、大人として「がつん」と言うべきことは言いましょう。みんながツボをはずしたところで我慢し、我慢すべきところでキレてしまう。病院までがそんな変な世の中になっては大変です。だから、回答者に向いていない私が、回答をするのもまた、一興かも。そんな気持ちで、回答しております。

看護師特有のお悩みとは？

私自身、今は看護師長として働き、スタッフのお悩みを聞く立場にあります。その場合でも、前述した回答者としての不的確さは、引きずっていて、身も蓋もないことを言ってスタッフに肩すかしを食わせては、反省しきりです。

その一方で、やはり看護師には同業者でしか分かち合えない悩みがあるとも思うのです。看護師の悩みの大変さは、自分の仕事の特殊性を意識して、その悩みを一般化できないこと。だから孤立感を深め、冷静になれなくなる。けれどもこの部分は、看護師が看護師である以上捨てきれないプライドや、やさしさともかかわっています。だから全部捨てちまえ、とも言えないんです。ここが本当につらいところですね。

ただ、全部かなぐり捨てなくても、丁寧に考えてみることはできるはずなんです。自分の今の悩みを分析してみると、「看護師だから」という部分もあれば、「女だから」「中年だから」「こんな世の中だから」「働いているから」「人間だから」「ほ乳類だから」と、多くの人（生物）に共通する部分によって生じている問題もあったりするんですよ。「OLさんにはわからないよね～」みたいな感覚はもちながらも、やはり自分の悩みをある程度は普遍化する。その過程で問題が整理されるのはたしかです。その思考整理のお手伝いをするのが、今の自分の仕事かな、と。それを目標にしています。

そして、私が最近いちばん堪えたスタッフのお悩みは、「生活のために働くというのは、よくないことなんでしょうか」としみじみ尋ねられた言葉でした。一般的に、看護師はつねに専門職としてキャリアアップを求められる傾向にあります。彼女もまた中堅看護師として、看護業務以外で課される院内での役割を積極的に果たし、がんばっている印象。でもその一方で、つねに業務以外の＋αを求められる状況に疲れ、そして疲れている自分を責め……、つらい思いをしていたわけです。

私の「回答」は、「あなたは十分やってくれている。看護師として働くだけでマル。＋αがんばっているあなたはハナマルだと思うよ」というものでした。私にとって労働とは善であり、働いているだけで、すべての看護師はマルだと思います。ただ、難しいのは、多くの看護師は、たぶん私も含めて、働くだけでいいとはなかなか思えない。でもやっぱり、「それだけでいい」と言ってくれる誰かはほしい。このあたりの「誰かにわかってほしい」という感覚を引きずるところが、看護の世界のどうにもならない子どもっぽさなのではないでしょうか。

看護師はいつも「社会的評価が低い」と言うけれども、実際の問題は自己評価が低いこと。これを何とかしたいというのが私の気持ちなんですが、これが「誰かにわかってほしい」という感覚の表われであるとすれば、そうそう解決するものではなさそうですね。

看護師は、ちょっと孤独で難儀な人が選びやすい仕事で、人の世話をすることを通して、難儀な部分を育ててしまう。そんな仕事なのかもしれません。だからこそ、「わかってもらっている」という感覚をもてる、「お悩み相談」という装置が必要なのでしょう。こんな子どもっぽい、難儀な部分も含めて、私は「この仕事って悪くない」と思っているのです。

皆さん、がんばりましょう。(ほどほどに)

二〇〇八年二月三日　雪の節分に　宮子あずさ

profile

宮子あずさ（みやこあずさ）

1963年東京都生まれ。蟹座のO型。明治大学文学部中退。東京厚生年金看護専門学校を経て、1987年より同病院に勤務。内科、神経科（精神科）、緩和ケア病棟に勤務し、20年を超える経験の中で、今のところ外科系勤務はありません。

現在、看護師長として8年目。北風よりも太陽がえらいと固く信じています。神経科病棟に加え、緩和ケア病棟を担当しています。くよくよ、いじいじ悩みながらも、真剣にやめようと思ったことはありません。あと10年ひっちゃきに働いて、50代半ばからいい感じにまとめに入れればいいですねえ。

趣味は大学通信教育。学士2つ（経営情報学、造形学）、修士1つ（教育学）をとっています。家族は同い年の夫（理系・山羊座のB型）と、かみ癖と羽根布団へのおしっこが特技の猫（ぐぅ吉・♀6歳）1匹。人生にないものは美容と観光。そしてお酒。興味のないことは徹底してやりません。

ほんわか修士生活（ホームページ）

http://www1.parkcity.ne.jp/miyako/

[主な著書]

『気持ちのいい看護』『人生に必要なことはぜんぶ看護に学んだ』医学書院、『看護婦だからできること(1)(2)』『ナースな言葉』『ナース主義！』集英社、『看護婦が見つめた人間が死ぬということ』講談社、他多数

宮子さんに聞きました

Q 看護師になったワケ

A 愛想は売っても媚びは売らない仕事だと思ったから。

Q 私の性格

A 天の邪鬼。野心はないが野望はあります。

Q 好きな言葉

A 腹は黒く、心は清く。

Q 愛読書

A 小学時代は寺山修司、中学時代は三島由紀夫、高校時代は森崎和江にはまりました。（意外かも知れませんが、）ベナーよりトラベルビーが好き。これはビートルズよりもジャニス・ジョプリンが好き、という感覚の延長です。

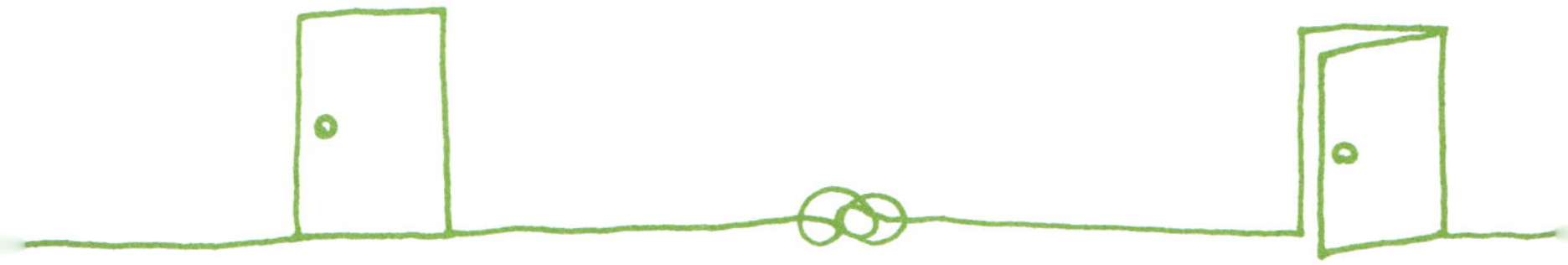

看護師専用　お悩み外来

発　行　2008 年 7 月 15 日　第 1 版第 1 刷 ©

著　者　宮子《みやこ》あずさ

発行者　株式会社　医学書院
代表取締役　金原　優
〒 113-8719　東京都文京区本郷 1-28-23
電話　03-3817-5600（社内案内）

組　版　デザインワークショップジン

印刷・製本　アイワード

ISBN 978-4-260-00652-1 Y1600